拥抱内在的小孩

元婴 ————— 著

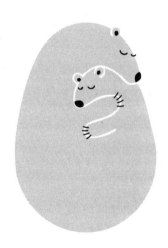

江苏凤凰文艺出版社
JIANGSU PHOENIX LITERATURE AND
ART PUBLISHING

图书在版编目（CIP）数据

拥抱内在的小孩 / 元婴著. -- 南京：江苏凤凰文
艺出版社, 2021.5（2023.5重印）

ISBN 978-7-5594-5482-9

Ⅰ.①拥… Ⅱ.①元… Ⅲ.①儿童 – 精神疗法 Ⅳ.
①R749.940.5

中国版本图书馆CIP数据核字(2020)第242019号

拥抱内在的小孩

元婴 著

责任编辑	李龙姣	
策划编辑	洪紫玉	
版式设计	姜 楠	
出版发行	江苏凤凰文艺出版社	
	南京市中央路 165 号，邮编：210009	
网　址	http://www.jswenyi.com	
印　刷	北京盛通印刷股份有限公司	
开　本	787 毫米 ×1029 毫米　1/32	
印　张	8.25	
字　数	177 千字	
版　次	2021 年 5 月第 1 版	
印　次	2023 年 5 月第 2 次印刷	
书　号	ISBN 978-7-5594-5482-9	
定　价	48.00 元	

江苏凤凰文艺版图书凡印刷、装订错误，可向出版社调换，联系电话025-83280257

自序

　　其实一开始，我给这本书取的名字是《你和父母的战争不会结束》。写下这行字时，我仿佛看到许多父母怒目而视的面孔，以及他们的泪水、叹息和滔滔不绝的诉说。

　　但是，如果我告诉你这句话其实是我对我儿子说的，你会不会感到惊讶？2019年，儿子刚刚大学毕业，他身高1米85，学习成绩优异，长相清秀阳光。从儿童到少年的这段时间里，他是很多父母眼中"别人家的孩子"。我曾经隐隐地担忧过，在本该叛逆的青春期却如此安静，真的是好事吗？然而，在他升入大学之后，我们之间的战争毫无征兆地爆发了。

　　我不打算讲述这场战争的由来。因为本书主要是站在孩子的视角，来回顾、分析父母错误的养育行为，以及这些行为给孩子的心理健康造成的消极影响，从而探索积极的应对之道。我希望帮助孩子们（包括"成年的孩子"），修复在亲子关系中受到的创伤，重新拥有感受和创造幸福的能力。

在我儿子的成长道路上，我只是一个无法回避的客体。他在成长中经历的困扰、痛苦，他自己的理解才更重要。但是，我可以保证，我对我们的关系进行了深刻的反思。对我来说，这些反思意义非凡。它带给我新的视角、新的观念、新的方法论，使我能够解剖一些常见的亲子关系问题。我开始认真思考：对于孩子来说，什么样的爱才是真正的爱？怎样做才最有利于人的发展？

简而言之，在整个大学期间，那个曾经沉默、乖巧、顺从的孩子，忽然变成刺儿头，而且这些刺的方向，全部朝向我。最严重的时候，只要我一讲话，就会瞥见儿子厌烦的目光，听到他满怀恶意的批评、抵制、斥责。虽然我对人类复杂的心灵有足够的体验和观察，但是这种来自至爱亲人的攻击，仍然让我十分难过。曾经安慰和开解过很多人的我，不得不依赖亲友的劝慰，才能稀释这份痛苦。

我曾经做过 5 年情感热线的主持人，接待过数千位来访者的咨询。这些经验让我在处理自己的家庭问题时，能够保持相对超脱的理性。在孩子小的时候，我还开设过关于子女教育的专栏，拥有一批热心的读者。他们如此热情地赞扬和鼓励我，甚至让我产生一种幻想：我可以做没有缺点的母亲，在孩子成长的道路上只留下支持，不留下遗憾。

所以，你应当可以理解，当他的怨念和攻击对我脱口而出时，我是多么震惊和痛苦。尤其是当我发现自己对改善现状无能为力时，那种深深的无奈感。于是，在一次令人疲惫的争吵之后，我忽然说出了这句话。当时我儿子的反应是回头看了我一眼，嘴里哼了一声。

我咀嚼这代表不屑的哼声，心中五味杂陈。曾几何时，我也像他一样对我的父母不满，对他们的误解、阻碍、压抑感到痛苦。如今，我却成了另一个人心中的魔障！有没有什么办法可以打破这种循环？让孩子们可以在更适合他们的环境中长大，充分发挥自己的潜能？这本书就是我思考的结果。

毫无疑问，中国的父母是爱孩子的。中国人对子女教育的重视，在全世界都是有名的，"望子成龙""可怜天下父母心"的例子俯拾皆是。

在这样的宠爱与呵护之下，中国的孩子理应生活得更幸福，更顺遂，更无忧无虑。

但事实却并非如此：中小学生学业负担沉重，30%左右的学生有不同程度的心理问题。大学生和职场新人中，也有不少人因为亲子关系的困扰，在学业上、工作上和婚恋关系上举步维艰。就算是已经有一定生活阅历的中年人，也因为早年的亲子关系问题，而影响了现在的生活。因为曾经受到父母的忽视、控制甚至虐待，他们习得了一些错误的教育观念、沟通方式，因此给自己的孩子带来了困扰。

17岁的上海男孩因为被母亲责骂，突然打开车门跳下大桥，当场身亡。

贵州一家4个留守儿童，因为长期见不到父母，集体自杀。

......

这些极端事件里的父母，有哪一个会说他们不爱孩子？一个都没有。但是这些孩子的所作所为，却与父母的期待截然相反。

只有矛盾积累到相当严重的程度，才会爆发极端事件。这些新闻都曾引发广泛的议论，但随着时间的流逝，人们的注意力又转移到新的热点上。那些刚刚暴露出来的问题，又渐渐淡出人们的视野，但问题依然存在。

有多少家庭表面风平浪静，实际却暗流汹涌、危机四伏？对外人温文尔雅、热情友善的父母，回到家里面对孩子的时候，却变得焦躁不安，甚至蛮不讲理；在外面乖巧懂事、满脸阳光的孩子，回到家里却愁眉苦脸、心事重重。本该温馨和睦的家庭，却给孩子们带来伤痛。

如果爱不能让人健康成长，那还是爱吗？如果孩子必须努力抗争，才能让父母听到他们的心声，才能让父母有所触动，那么这些父母，是不是该好好反思一下自己？

孩子们无法选择他们的父母，当他们在幼小的时候，也无法告诉父母自己需要什么样的对待。当初的"为你好"起了副作用，这样的事实，无论孩子还是父母都很难接受。

我们习惯了听那些慈母严父的感人故事，甚至我们自己也会往里面添加一两个。而且，鼓励宽容、忍让的孝道文化，让"无不是的父母"这句老话，更显得庄严神圣，无可辩驳。仿佛只要一迈进成年的门槛，就可以自动消化父母给的童年创伤，自动变成一个高大、健康、包容的成年人了。

如果直接讲述父母的缺点，会被别人笑话太幼稚，一定要用更达观、和善的理由包装起来才可以。如果一个孩子——无论未成年还是成年——对别人抱怨自己的父母，多半会引来他人的开导甚至教训。于是，父母就是不可侵犯的，而孩子的痛苦却被掩盖起来。

2019年热播的电视剧《都挺好》，其实有点反主流文化。自私做作的苏大强，不再是人们习惯的那种慈眉善目的老人，而是他儿女心中的梦魇。苏明哲的虚荣、苏明玉的委屈，成了众多国人同情的对象。人们关心苏大强又怎么折腾他的儿女时，心中有没有想过自己的父母、自己的童年呢？我认为大概率是有的。当习俗要求我们做孝子，提倡无原则地宽容父母时，这种方式可以稍稍发泄一下被压抑的不满。

其实，大多数父母是落后于时代的。因为他们做父母的经验，很多是从自己父母的行为方式中习得的。以落后几十年的经验、观念，面对新时代、新形势、新生命，是很危险的。很多正直而严格的父母，教育出一代又一代内心懦弱、纠结，不敢追求梦想的孩子，这是一个难以打破的循环怪圈。

诗人纪伯伦说过这样一句话：你的孩子，其实不是你的孩子，他们是生命对于自身渴望而诞生的孩子。这句话让很多做父母的很难接受，却让更多的孩子从压抑中解脱出来，敢于直面自己对生活的要求。

一个全新生命的成长，一定会跟他的环境产生矛盾。就像竹笋拱破地面、小鸡挣脱蛋壳，新生命只有冲破束缚自身的旧环境，才能真正地成长。有人在进步，就有人被超越。放眼一生，孩子试图挣脱父母的影响、束缚，这本来是一件具有积极意义的事情。可是，我们受制于传统观念和脆弱的情感，不能接受冲突，不愿承受伤痛，这导致我们不能以积极的态度看待亲子冲突，也就无从找到解开心结、重获幸福的钥匙。

　　一种教育方式，或者确切地说是一种爱的方式，应该是有利于人的终生发展的，而不是为了满足教育者的某些需求。这个道理，放在学校教育上，我们都能理解。这也是我们对学校教育的主要诉求。但是，同样的事情放到家庭里就不一样了。很多作为"教育者"的父母，在要求、利益、情感上，比孩子要的还要多，似乎更应该优先满足。"孩子那么小懂得什么""我是为孩子将来考虑"等，父母们为自己辩解的理由实在太多了。其实，他们忽视了这些问题：谁才是孩子生命的主人？谁最懂孩子要什么？谁最清楚什么才是幸福？这3个问题的答案，毫无疑问都是：孩子。

　　如果父母不能认清这一点，就不能给孩子最需要的爱。"初衷是好的，却起了反作用"，就会一代代循环下去。

　　如果孩子不能认清这一点，就不能从过去的痛苦和困惑中走出来，就不能真正主宰自己的人生，实现自己的价值。他抱怨、指责，却不知道能救他的，恰恰是他自己。

我说的"你和父母的战争不会结束"，指的就是这种彼此纠缠、迷惘痛苦的状态。

幸运的是，这种状态并非永恒，也不会是终点。只是我们需要足够的勇气和智慧，才能走出这个循环。

我写这本书的初衷，绝不是制造另一个"父母皆祸害"的"吐槽"之地，更不是鼓吹廉价的宽容、谅解。我想帮助"孩子们"——无论处于什么年龄，直面曾经的隐痛，勇敢地、快乐地、坦荡地追求自己想要的生活。其实，这正是父母应该给你们，而他们没做到的。

毕竟孩子属于未来。只有孩子们都幸福了，人类才能拥有幸福的智慧。

你和父母的战争何时结束？当你真正长大，把命运攥在自己手中的时候，这个问题就不会困扰你了。

目 录

第一章

懂事——生命不能承受之重

有一个"懂事"的孩子，是很多中国父母的心愿。

但是，什么叫"懂事"？怎么才能让孩子"懂事"？却没有一个确定的答案。

父母只有一个模糊的形象，而孩子则是具体的。乖巧可爱的孩子，总是用纯真的笑脸望着父母，用稚嫩的声音回应父母，让他做事，他就高高兴兴地去做，结果也总让人满意。他没有抱怨，不会发脾气，更不会顶撞。他就像一个任人摆布的洋娃娃，当父母累了、倦了，他就会像小鸟一样依偎在父母身旁，为他们消愁解闷。甚至，当父母发脾气，冤屈了他时，他也会很快原谅，并且温柔地安慰父母。

家里因为有了他，变得更温馨，更令人向往。每天，父母还没有下班到家，那个懂事的小人儿，已经在尽其所能地做着家务。他不需要任何回报，只想减少父母的劳累，成为这个家的小小支柱。他仿佛是父母的替身，了解父母说出和未说出的愿望，并尽一切可能，满足父母的期待。

这样美好的小生命，就像上帝派来的天使，是命运送给父母最好的礼物，他如此完美，却并不稀有。几乎所有的孩子，都会在某些时候让父母觉得："我"被命运重重地奖赏了。

说到底，懂事的孩子是为父母的理想而生的孩子。因为生命最初阶段的可塑性，他们努力长成父母期待的样子。

其实，他只是因为爱你，不想失去你，才会如此努力。他提前成熟，小心翼翼地藏起他的软弱、懈怠，内心小小的梦想，还有像其他孩子那样任性奔跑的渴望。可是做父母的，却把这份全心全意看作理所当然。

可以这么说，懂事的孩子，每天都生活在拼命努力的状态。他们不敢奢求父母的奖赏，他们以为这就是生活的常态。

每一个懂事的孩子背后，都隐藏着高期待、少鼓励的父母。因为从那么小就开始为了父母的期待拼搏，懂事的孩子长大后，通常学业优秀，职业顺遂，人际关系和谐——因为他们善于克制自己，成全别人。

他们看起来比大多数同龄人都更成熟、坚强，追求卓越。但他们的心底，却藏着不能触碰的软弱，那就是他未曾舒展的自我。这个内在的自我，还停留在童年某个时期，软弱、困惑、孤单，渴望爱抚、支持、肯定。

人格的成熟有两种途径：一种是正向的途径，是由内而外形成的。人们根据自己的标准，认识自我，理解世界，与他人交往；另一种是逆向的途径，是从外向内形成的。人们根据他人的评价标准来给自己定位，按别人的标准来认识自己，理解世界，与他人交往。

正向形成的人格，更具自发性，也更有活力和创造力；逆向形成的人格，更符合大众的标准，更具强制性，但是缺少活力和创造力。懂事的孩子，就是一种典型的逆向形成的人格类型。

懂事的孩子，因为要讨父母喜欢，努力压抑自己真实的个性、愿望，活成父母喜欢的样子。所以，当他们长大成人之后，就算生活顺遂，心里还是觉得莫名的委屈。这和我们的生活经验吻合，"好孩子"活得总是没有"坏孩子"那么开心、舒展，因为他们从小就学会了看别人脸色而行事。

可以这么说，"懂事"的孩子的生活是克制的、压抑的，他们遭遇的心伤是隐性的、长期的、深刻的。从某种角度来看，他们是父母的同谋，他们的内在小孩一出世，就被关进了囚笼。

懂事要强的长子 —— 循规蹈矩的你如此软弱

当你把父母的感受当作你大部分人生决定的基础时，你正在放弃自己的自由选择权。

——苏珊·福沃德

最近，姜平总是做一个梦：

在一条昏暗漫长的胡同里，她一个人在跌跌撞撞地赶路，黑暗中隐约有狗在叫，还传出种种不明的声音。她滑倒了，又努力爬起来。她很害怕，但不能停下来。因为这是一项不能推卸的重要使命，如果不能完成任务，将会发生可怕的后果。没有人帮助她，身后是同样漆黑漫长的路，家不知在什么地方。

每次到这里，姜平就会醒来，惊悸间满身是汗。她努力回忆梦中的场景，恍惚记起那是童年某次经历。好像是弟弟生病了，妈妈不得不请假在家照顾弟弟。爸爸出差，奶奶也回了乡下，她不得不一个人出门替家里买东西。那一年，她才4岁。

父母生了3个孩子，她是长女。她只比弟弟妹妹大两三岁，却被要求要懂事，要照顾弟弟妹妹，不要让爸爸妈妈为她操心。她2岁进幼儿园，3岁就能生活自理，还要经常帮助妈妈照顾弟弟妹妹。父亲是个不苟言笑的人，只负责分派任务，从不告诉她应该怎样完成。有一次，她在柜台外面转了很长时间，也没有找到要买的东西。等她捧着好不容易买回来的东西交给父母时，爸爸只说了一句：下回早点回来。

有一次，她在去买东西的路上，被邻居家一只强壮的公鸡追赶。那一刻，她感觉自己是如此弱小、无助，世界上没有人能帮助她，她必须自己面对所有困难。

姜平认字很早，还不到6岁就上了小学。她是班里年纪最小的学生，个子也最矮。每次放学，那些比自己高半头的同学像脱缰的马一样冲出教室，她总是害怕得缩在角落里。直到所有人都出去了，她才背起沉重的书包，走出教室。

因为成绩出众，她的学业和工作一直都很顺利，没有遇到过什么坎坷、挫折。在升学和就业的过程中，她习惯以父母的价值观为参照，做谨慎可靠的选择。最近，她面临职业生涯中一次难得的机会，跟她的专业很合适，但是需要承担一定的风险。把握好了，可能进入一个新天地；把握不好，可能连以前的积累都会损失。为此，她犹豫不决，开始重复做同一个梦。

阿尔弗雷德·阿德勒认为：出生顺序对人格的形成有微妙的影响。长子得到父母更多的关注，也承受了父母更多的期望、抱负和野心。父母会精心教育自己的第一个孩子，甚至有点苛求完美。所以，长子觉得自己受到父母的重视、认可，是因为他们做得"足够好"。相比其他孩子，长子更喜欢强调规则和纪律，服从权威，价值观趋向保守。

费孝通认为：传统的中国家庭是以父子关系为核心的，长子是家庭事业的继承人，总是被寄予厚望，得到最多资源的倾斜，也是被管束最严的那个人。这个"全村人的希望"是不允许犯错的。

长子（女）所承担的心理压力，远超过弟弟妹妹们。他们没有同龄的模范可以仿效，还必须给后面的孩子做榜样。由于多子女带来的经济压力，父母总是忙碌，不能周到地照顾每一个孩子。而长子（女）就成了父母和孩子之间的纽带，甚至是第二重父母。他们不得不克制自己的欲望，分担更多的家务，负责照顾年幼的弟妹。虽然他自己还是个孩子，却不得不像父母那样思考和行动。可以说，大多数长子（女）都是被"催熟"的。他们总是被鼓励要坚强、要负责，他们的软弱和恐惧总是被淡化、被漠视。随着年龄的增长，他们开始主动地淡化、漠视自我需求，将其当作被成人世界接纳的唯一条件。在外界强化和自我强化中长大的孩子的本性——天真、冲动、顽皮等，被过早地约束了，更多的心理冲突被隐藏起来。

据我观察，长子（女）典型的性格特征有：态度保守，尊重权威，重视规则；做事认真负责，追求细节完美；成熟稳重，顾全大局，习惯照顾其他人。

这三个特点互为因果，相互叠加，最后形成对自我的多重压抑：

1. 父母是权威，是规则制定者，我的安全和地位来源于父母的重视和认可，所以我只能严守规矩，行事稳妥，让父母放心。这类人一旦没有权威认可就会惶恐不安、行事保守，很容易错过发展机会。

2. 父母要求我把所有事情做好，这是我的义务。为了让父母满意，我只能努力做到最好。恐惧、担忧、讨价还价都是不允许的。这类人做事精益求精，苛求完美，小事精细，大事却拿不定主意。他们是完美的执行者，而不是决策人。

3. 父母要求我照顾弟弟妹妹，让比我年龄小（地位低、能力弱）的人做出合适的行为，是我的责任。如果别人（潜意识中的弟弟妹妹）表现出不合适的行为，我会感到焦虑，所以我会尽可能帮助别人"过关"。这类人因为为别人操心太多，以致浪费自己大量的精力。

"懂事"的要求就像一道魔咒，禁锢了长子（女）的童年，也限制了他（她）未来的人生。

电视剧《都挺好》里的大哥苏明哲，就是一个典型的压抑而虚荣的长子。面对父亲屡次无理的要求，苏明哲不断妥协退让，不惜举债为父亲换大房子。他努力缝合原生家庭，差点牺牲了自己的婚姻。在苏明哲的心中，原生家庭是他信仰的来源。他不能质疑自己的父母，他不允许这个家垮掉。

姜平也没能逃脱魔咒。她从小被父母寄予厚望、严格要求，小小年纪就得承担起超出她能力的任务。为了让父母满意，她压抑自己的恐惧和忧虑，努力做到最好。童年的经验告诉她：只要按照权威的要求，把所有的事情做好，牺牲自己，照顾别人，生活就会回报足够的安全和温暖。但是，现实生活是复杂的，面对未来的种种可能，权威并不能告诉她怎样选择。姜平梦中的暗夜小路，象征着她面临的人生抉择。黑夜中的狗叫声和其他不明的声音，就是童年时埋藏在心底的惶恐、无助。从来没有人指导她如何走夜路，也没有人抚慰她的孤独。为了成为父母心中最懂事的孩子，她坚强地走了这么多年。现在，面对人生的岔路口，她压抑多年的不安全感一下子爆发了。

疗愈之道：为自己而活

· 自内而外重建自信：服从权威、严守规矩、苛求完美保障了长子（女）童年很安全，但这也无法保证他们一生风平浪静、幸福圆满。人生总会遭遇意外的挑战。信任权威，还是信任你自己？这是长子（女）需要思考的问题。你们很优秀，生活中的好东西就是为你们准备的。更勇敢一点，更自信一点，生活从来没有阻止你走得更远。

· 放下负担，为自己生活：因为父母的期待和要求，你把太多时间和精力放在照顾别人身上。为了不辜负别人的期待，你常常忽略自己。你为别人忙碌了这么久，是时候为自己生活了。你一定有想做但没有机会做的事吧？现在就开始做吧，没有人能阻止你，除了你自己。

· 放下执念，轻松生活：虚荣的内核是不切实际的自我强迫，不必为了"面子"而强迫自己。没有你操心，世界也不会乱套。当你不再强迫自己"懂事"，你会发现：其实大家过得"都挺好"。

离异家庭的乖乖女——谦卑的爱换不来幸福

如果你真的没办法不去爱一个不爱你的人，那是因为你还不懂得爱自己。

——张小娴

小薇12岁那年，父母离婚了，她选择跟母亲。小薇的父亲有体面的职业，收入很高；母亲是下岗女工，经济拮据。小薇选择跟母亲，因为母亲"需要她"。母亲性格软弱，离婚让她心力交瘁，生活陷入混乱。为了照顾母亲，小薇变得乖巧懂事，每天放学就直接回家，打扫卫生，做好饭，一边写作业一边等母亲回家。她觉得自己成了母亲的精神支柱。

在小薇的帮助下，母亲渐渐从离婚的痛苦中走出来。她开始外出工作，每天忙里忙外，挣钱养家。而小薇则一如既往，像个主妇那样照管两个人的生活。小薇高中毕业后没有读大学，而是读了中专。她很懂事，她知道母亲微薄的收入无法支付大学学费。她中专毕业后，找到一份稳定的工作。当她第一次把工资交给母亲时，母亲痛哭了一场。她又一次体会到"懂事"的自己是母亲的依靠。

她虽然参加工作了，可外表却仍然像个少女。她眼神清纯，声音柔软的，态度温柔和顺，永远不会拒绝别人。少女时期那场惨烈的分离，把她的心理年龄永远留在 12 岁。做一个乖乖的女孩，不让别人操心，她就会得到爱，得到安全，得到一切，这成了她的信仰。

她像照顾妈妈一样照顾她的同事和上司，悄悄地把一切处理妥帖，就像一个勤快的小女佣。

有一次，她所在的部门出了一次事故，主管挨了老板的训斥，责令他尽快拿出处理方案，否则就会被开除。原本没有责任的小薇却惊慌失措，提出要替主管承担责任。

乖巧讨好的女孩，倾向于把人际关系看作家庭的放大。

主管被骂，威胁到整个部门的安定，这勾起她童年时父母婚姻破裂的痛苦回忆。她再次祭出"懂事"的法宝，幻想牺牲自己，保住部门（家庭的替代品）。

好心的同事阻止了她异想天开的想法。事故的处理意见出来了，主管被降职降薪，几个直接的责任人也受到相应处理，大家心情都很低落。小薇看在眼里，痛在心头。

不久，新的"机会"来了——有人给小薇的妈妈介绍了一位男朋友，人品脾气都好，就是年纪大一些。妈妈拿不定主意，打电话征求小薇的意见。妈妈的需要给了小薇新的精神支柱，她很快辞去工作，回到母亲身边。

当危机降临时，"别人的需要"就是她界定自我价值的标杆。

小薇在家乡找到一份新工作，收入不高，但还算稳定。她脾气好，承担了很多分外的工作。她整天忙得不堪，但是不落好，不时被同事抱怨。母亲再婚后很幸福，继父把母亲照顾得很好，母亲不再"需要"她了，这让小薇觉得很失落。

不久，她就和一位大她十几岁的离异男人同居了。男友是做生意的，工作忙碌，生活也不讲究，经常吃不到现成饭。为此，小薇辞去工作，在家专心照顾男友。她像一只小蜜蜂，一刻不停地忙碌。所到之处，井然有序，整洁如新。她很享受这种被需要的状态，虽然疲惫不堪，但心里踏实。男友的生意伙伴偶尔称赞她的贤惠，她就谦卑地笑笑，尽量不去打扰他们。她活成了男人身边的透明人。

有一次，她在擦桌子的时候不小心打翻了水杯，弄湿了签好的合同，熬了大夜的男友没好气地数落了她一顿。她吓坏了，蜷缩在沙发上哭了一宿。男友也对她心生厌烦。没多久，男友有了别的女人，她流着泪离开了男友的住处。

之后，她的情路也一直坎坷。一开始，男人都被她的温柔顺从吸引，最终却因为她骨子里的软弱和依附而逃离。纠缠的时间越长，男人越担心成为她心中十恶不赦的欺压者。

乖乖女的情路难以顺遂的原因，在于她总希望借助与异性的亲密关系，填补童年时缺失的亲情。小薇没有意识到，她寻找的并不是对等的伴侣，而是童年时缺失的父亲。那个冷漠的、不顾家的，同时又高高在上、无法触及的男人，是判定她存在价值的权威。如果她被父亲需要，就证明她会被全世界需要。即使全世界都不需要她，只要父亲需要她，她仍然是有价值的。这种病态的认知和"被需要"的欲望，把她束缚在一个狭窄的、令人窒息的世界里。为了维持这份难得的亲密关系，她不惜无节制地付出，甚至到了卑微的程度。

童年时安慰母亲的经验，让她原封不动地照搬到成年。她的身体长大了，但心理仍然是个缺乏安全感的孩子。无原则地妥协和牺牲，只会委屈自己，解决不了根本问题。她必须知道，她现在生活的世界，不是一个靠亲情和好感建立起来的世界，也不需要靠委曲求全来维系。

表面来看，小薇从来没有跟父母起过冲突。在父母面前，她一直都是懂事乖巧的女儿，不仅会照顾好自己，还会照顾身边的每一个人，从来不会给人添麻烦。童年时，她用"懂事"来换取怜爱，成年后，她仍然用"懂事"来换取怜爱。她脆弱的内心不能接受一切争执，这被刻意避免的矛盾潜入她的内心，剥夺了她获得真正幸福的能力。

疗愈之道：打破"被需要"的"挟持"，确立自我价值

不是所有的离婚都会造成孩子讨好型的人格。脆弱的人格来自有问题的养育方式。婚姻破裂的单亲母亲，转而会在情感上依赖自己的孩子。在迎合母亲的过程中，乖乖女形成了自己的价值观——牺牲自己，成全别人。"被需要才会有人爱""为自己谋福利是不允许的"，乖乖女的心路印满了童年的恐慌。

你要有自己的人生追求，而不只是围绕着别人。其实，没了你的照顾，别人并不会堕入深渊。自我实现和做个友善的利他者并不矛盾。一个人能自得其乐，本身就是有益他人。走向这个世界的正确方式，就是拥有自己的立场。你不需要讨好任何人，就可以生活得很好。

任劳任怨的"老好人"——乞求爱与关注的小孩

我希望你照自己的意思去理解自己，不要小看自己，被别人的意见引入歧途。

——泰戈尔

好脾气的水娟最近忽然变倔了。因为最喜欢的菜被家人吃光，水娟跟家人爆发了冲突。她生平第一次没有考虑别人的感受，给自己做了一桌子好菜，倒上一杯红酒，旁若无人地吃喝起来。

平时的水娟是一个无可挑剔的贤妻良母。她无微不至地照顾所有人，仿佛永远不会疲倦。家里的东西，全都摆放得整整齐齐。别人需要什么，她就第一时间送到他的手里。只要别人有任何要求，哪怕再累，她也会先满足别人。

水娟在单位也是一位任劳任怨的模范员工，用她自己的话形容，就是"一个人做了两三个人的工作，却只拿一份工资"。那些年龄、资历不如她的新员工，都习惯向她求教，而她总是放下自己手里的工作，耐心地教别人。教着教着，这份工作就成了自己的。

而那些跟自己年资相近的同事，如果因为一些个人原因，不能及时完成工作，也会第一时间想到找水娟。而水娟必定保质保量保时间，把成果交给同事。同事甚至都不需要打开检查，就可以直接交给老板。同事们都很喜欢她，因为她是个免费的替补队员。水娟经常因为同事的求助忙得焦头烂额，不得不加班加点，才能完成自己的工作。水娟很累，但不知道如何拒绝别人，因为她觉得不能辜负别人的信任。

在工作场合中，从小"懂事"的孩子常常沉醉在"被人需要"的假象中。

其实，同事的工作是他自己的事，跟她无关。同事完不成工作，被老板批评，甚至危及前程，她也没有任何责任。她不必因为同事之谊，就为别人大包大揽。"信任别人"和"请人帮忙"之间有本质的区别，前者是一种道德评价，后者是一种求助行为。

工作都是有报酬的，替别人代劳，就等于免费出让自己的劳动，而把报酬送给同事。这种心甘情愿地被剥夺，让她的"善良"充满讨好的意味。水娟很能干，但她把大量时间用在帮助别人上，因此她的能力配不上升迁。有一些年轻、资历浅的同事，升迁速度都超过了她。

每一种看得见的谦卑，都隐含着看不见的乞求。习惯满足别人、讨好别人的人，童年时大多被父母忽视。童年时对父母关注、认可的需要，就像填不满的无底洞，缓慢而持久地消耗人的精力。

水娟是一个大家庭的幼女，从小就是个存在感不强的孩子。她拼命懂事，只为赢得父母的关注和疼爱。

水娟的哥哥姐姐要么活泼可爱，要么学业优秀，他们用各种方式赢得父母的关注和欢心。只有她因为"一无所长"，总是待在父母看不见的角落里。那时候，家里有一大一小两间卧室，水娟和外祖母住在小房间，父母带着其他大孩子住大房间。有一次，父亲正在大房间里说说笑笑，水娟扒着大房间的门框，探头往里张望，父亲咳了一声，瞪了她一眼，水娟就赶紧退了出去。父亲的举动让她明白自己在这个家里的位置，她必须有更多的优点才能引起父母的注意。

水娟天生皮肤比较黑，父亲不时问她有没有洗干净脸。为了讨父亲欢心，她恳请外祖母帮她用肥皂洗脸，她用力搓洗每个角落，直到发红生疼才罢。洗完脸，还要照镜子检查一遍，直到确认完全过关之后，才会小心地走过父亲身边，希望引起他的注意。只要父亲没有咳嗽，她就心满意足了。

父母工作都很忙，当家务没能及时做完，父亲就会焦躁。后来，水娟发现了这个讨好父亲的捷径——多干家务。父亲下班后，看到家里收拾得干干净净，面色就会和缓，水娟紧张的心情就会缓解下来。直到现在，水娟对整洁的环境有近乎强迫的需要。只要身边有东西没有摆在恰当的位置，她就会坐立不安，动手整理。对于"多干活才会让别人满意"的需要已经潜入她的心底，成为一种根深蒂固的习惯。

水娟是家里最勤快的孩子，是单位最能干的员工，在同学、朋友聚会时，她是大家的"服务员"。她总是做得多，要得少。

刚开始，大家还会对她的付出表示感谢、歉意，久而久之就习以为常，她谦卑、低调地把自己变成人群中的背景板。人们开始理所当然地享受她的劳动，就像童年时父亲对她那样。

水娟结婚之后，老公、孩子都被她照顾得非常舒服，什么事情也不用做。而她一天下来，还要忙碌到很晚才能休息。家里无论大事小情，都是她一个人在打理。包括家庭的经济支出，也主要是她在支持。她就像一只忙碌的工蜂，一刻不停地养育着周围的每一个人，但没有人关心她需要什么。

懂事、顺从、任劳任怨换来的并不总是善待，更可能是忽视。水娟的身体长大了，能力增长了，但内心却还弱小。她需要更多的承认、关注，也习惯性地忍耐、让步，卑微得就像一粒尘埃。这反而让别人更容易忽略她，把更多的责任推到她身上。

经历过父母的忽视和严格要求，"凡事他人优先"的标准就会变成金科玉律，刻进"懂事"孩子的内心。若想得到爱与安全感，只能服从别人，满足别人的要求，这是他们从童年就形成的认知。即便向他们提要求的人并不熟悉，也没有利益相关，但是那种索求，还是会让他们不自觉地付出。父母乐于培养"懂事"的孩子，但没想到会把另一个特别的"礼物"也送给孩子——付出过多，不懂拒绝。

小时候"懂事"的孩子，最容易形成讨好型的人格。勤奋和善的外表下面，压抑着对爱的渴求。被忽视的感觉积累太久，就会触发怨愤与执拗。如此，你就很容易理解水娟忽然变偏的缘由。哪有什么任劳任怨的"老好人"？那不过是习惯谦卑的孩子在讨好整个世界。

疗愈之道：学会说"不"

亲子关系的模式，会潜移默化地影响我们的观念和行为。"老好人"无止境的谦卑，来源于被父母冷落、拒绝的恐惧。爱与承认是如此难以得到，所以他们不会拒绝他人的索求。当潜意识上升到意识层面，你就会发现这套底层逻辑的荒谬。

你已经长大了，你的同学、同事、朋友、配偶都不是你小时候的父母，你不需要讨好任何人。他人对你的尊重，不是建立在你是否满足他们的需求上。如果别人的请求让你感到为难，负担不起，你完全可以说"不"。这不会得罪任何人，也不会损失什么。人与人之间的帮助，是一种单纯的善意，不是哪一个人的义务。试着说出拒绝，你会觉得生活变得宽松、自由了许多，这本来就是你应得的。

完美无瑕的优秀生——警惕压抑中潜伏的危机

面面俱到，照顾到每一个人，常常是一个人能量迅速消耗的原因。

——佚名

2019 年 4 月 21 日，北大经济系的毕业生吴谢宇，在重庆被抓获。这一天距离他杀死自己的亲生母亲谢天琴已经过去 3 年多。

"高智商""学霸""没有缺点"的完美人设和"弑母凶手"之间的巨大落差让人们瞠目结舌。到底是什么促使一个众人眼中完美无瑕的"好孩子"，成为一个残忍的杀人犯？

因为媒体的关注，此案的一些细节得以被公众知晓，吴谢宇特殊的家庭环境引起我的关注。原来，一个从小被父母塑造得如此完美的孩子，内心压抑着不为外人所知的痛苦。

家庭是每个人长大成人之前的预设环境，每个人身上都带着原生家庭的文化密码、性格基因。吴家一家三口都是那种特别"懂事"的人，他们温顺、节俭、自律、勤奋，他们是完美的好人，也是活得最委屈的人。他们从不打扰别人，只在内部循环，互相依赖，也互相折磨，直到爆发、崩溃。

吴谢宇的父亲吴智性格相对开朗、和善,心态较为健康。吴智不是长子,面临的压力也没有长子那么大。后来,吴智通过自己的勤奋努力,成为家里唯一的大学生,悉心照顾自己的亲戚,这更多的是道义上的自觉,而不是从小被严格训练的结果。我们在吴智身上看到的,是一个负责任的成熟男子,而不是一个从小懂事,内心却压抑、纠结的长子。

吴智大学毕业后成为国有工厂的副厂长,个人能力得到全方位的锻炼,性格也变得更加完善。据他的同事反映:吴智工作很努力,他做事认真,对朋友和同事都彬彬有礼。在一家三口中,父亲吴智的精神支撑最多,心态也最为健康。吴智待人和气,和儿子的关系比较好。厂里同事经常看到吴智下班后和儿子一起打篮球,父子俩有说有笑。吴智老家的亲戚也回忆说:他们回来总是在一楼客厅搬3把椅子,挨得很近地坐着,笑着聊天,很亲热的样子,一家三口总是黏在一起。父亲在世的时候,是这个家庭最幸福的时光。

母亲谢天琴是家中的长女,很早就承担起生活的重担。她出生在一个家道中落的书香门第,父母都是盲人,家境艰难,不得不需要亲戚资助。据邻居回忆,谢天琴从小就懂事、节俭、勤快、要强,说话不多,整天就是忙进忙出。那些人情往来的事,都是谢天琴在打点。可见,谢天琴在未成年的时候,就已经担负起成年人的责任。

谢天琴的性格集中了长子（女）的特点——勤勉、自律、俭朴、低调、照顾他人、自我牺牲、自我克制。成年后，谢天琴的性格变得沉默寡言、自我克制，缺少释放情绪的途径。

可想而知，当吴谢宇显露出智力上的天赋，谢天琴该多么欣慰和激动，望子成龙是这个家庭的必然选择。夫妻二人都出生在贫寒之家，夫妻俩难得价值观高度一致，教育子女的做法必然也相似——期待高、要求严、提倡克制、压制个性。一直以来，吴谢宇所面对的是来自父系和母系两个贫寒之家的期望，和传承至少三代的教育模式。可是吴谢宇所生活的时代和环境，毕竟已经大大不同于父母，更不同于祖辈，这本来就存在必然的矛盾，甚至危机。可是那时吴谢宇年纪还小，吴父又在世，他对父母的严格要求还是真心服从的。"懂事"虽然束缚了他的天性，但是还没有让他感到过于沉重、压抑。

谢天琴是一位中学教师，跟丈夫吴智的工作环境相比，环境要单调得多。长久以来，普通中小学教师的工作压力和心理健康，就是一个值得关注的问题。结合谢天琴从小所受的教育，她习惯自我压抑的性格，在她的职业中又得到强化。

据媒体报道：谢天琴在这所本就中规中矩的教师家属院里，也属于"特别保守的形象"：常年就是一个不染不烫的黑色中发造型，脸上少有笑容，很少在一些教师集体活动里现身。据同事回忆："他妈妈是个很本分低调的人，和同事话也很少。见到她时，都只和她简单打个招呼，不会再有下一句的。"谢天琴小时候的邻居也说过她不爱说话，且有洁癖，甚至在客人走后会把客人用过的东西清洗消毒一遍。

父亲吴智的病逝是这个家庭一次重大的转折性事件。

谢天琴失去了挚爱的丈夫、家庭的经济支柱和重要的心理支撑，内心开始不可救药地瓦解。一贯勤奋自律、自我牺牲的长女，经过千辛万苦终于挣来一份属于自己的幸福，现在却被无情地剥夺了。谢天琴的内心难免滋生一种"好人不得好报"的怨念，以及"我的牺牲是不是值得"的质疑。从小被严格规范的长子（女），从没有尝试过为自己生活的可能，一旦生活发生重大变故，他们内心被剥夺、被迫害的独特感受，要比其他人来得更突然、更猛烈。

丈夫去世后，一方面，谢天琴只能把更多的期望集中在独生儿子身上；另一方面，失去感情支柱的寡母，也在情感上更加依赖逐渐长大的儿子。吴谢宇痛苦地发现，当他承担丧父之痛的同时，还不得不和内心紧张、压抑，对他有更多情感依赖、索求的母亲短兵相接。

据吴谢宇的同学回忆，从高中时代起，吴谢宇每天都要给母亲打电话，汇报他当天的学习生活。这显然是母亲要求的结果。

根据吴谢宇的描述：父亲去世后，母亲很痛苦，情绪不好的时候会在纸上写一些话，比如"我要去陪你"。他曾多次开导妈妈，带妈妈出去玩儿，但都没有用。

邻居和同事也证实：吴父过世后，谢天琴变得沉默而易怒。谢天琴家楼上住户有小孩，有时候，稍微有点吵闹，谢天琴就会冲上楼去数落几句。16岁的吴谢宇却表现出与年龄不符的坚强，他对妈妈说："别难过了，爸爸在天上看着我们呢。"

丈夫去世之后，丈夫的单位提出要给他们一些经济补助，但是内向、要强的谢天琴，不仅果断谢绝了别人的帮助，还要求吴谢宇也不能接受别人的资助。不但如此，谢天琴每年回丈夫的老家扫墓，都会给婆婆一两千元。按照母子俩当时的生活情况来看，这已经是近乎自虐了。

吴谢宇考上大学赴京读书，是这个家庭又一个小规模的转折性事件。对吴谢宇来说，属于他的生活才刚刚开始。而对母亲谢天琴来说，刚刚习惯依赖儿子的寡母，不得不过一种更加孤独、寡淡的生活，她对儿子的情感索求可能会变本加厉。

2013年，已经读大二的吴谢宇告诉好友，大学生活很压抑，没有能够说话的朋友，想自杀。

这些表述可以证明，面对生活压力和母亲的情感索求，吴谢宇的内心冲突已经接近临界值。学业的压力，对新环境的适应不良，都让他内心对母亲的不满、愤怒上升到一个新的高度。

根据已有的资料，我们还不知道哪一具体事件是"压倒骆驼的最后一根稻草"。但就像我前面分析的，吴谢宇的内心已经积聚了很多负能量，只等一根导火索将其引爆。

吴谢宇的舅舅这样沉痛地总结这场悲剧："姐和姐夫是世间少有的好人，善良的人，很辛苦，又很正直。我姐一生清苦、清贫，也有种清高，或者说是人格洁癖，从而注定了悲惨的结局。"

这句话，可能道出了悲剧的真相。

疗愈之道：不要给你的人生设限

走向大千世界，尝试多种可能

教育本身就是一种塑造，人的成长就是天性与教育环境博弈的结果。恰当的教育，有助于天性的健康发展，而过分严厉的教育，却会压制人的潜能、压抑人的个性、造成心理问题。

所幸，还有一个更大的世界等待着你。多姿多彩的未来，就是对单调、苛刻过去的最大治愈。勇敢地走向大千世界，你会有更多机会尝试不一样的生活。你会发现，父母的戒条不是唯一，你还有大把机会过不一样的生活。

善待梦想，给自己一个放松的空间

严厉的父母通常不愿意孩子有更多的个人爱好，希望你把更多的时间、精力用在"有意义的事"上。这种情况下，拥有自己的兴趣爱好就显得尤为重要。它是你狭窄的生活空间中真正的乐园，是独属于你的一片自由的天空。它可以帮助你疏解紧张的心情，甚至向你预演未来的美好生活。所以，无论父母怎样干涉、反对，都要坚持留下一个只属于自己的世界。

"懂事"是父母灌输给孩子的外在标准，也是父母压在孩子心头的重担

你可以选择负重前行，也可以选择做自己。其实，这世界很大，越过父母的肩膀，你会发现生活的精彩超过你的想象。

第二章

叛逆——走向独立之路

如果说"懂事"的孩子是亲子之争的妥协者，那么叛逆的孩子就是亲子之争的反抗者。

青春期是人格成长的重要阶段。心理学家爱利克·埃里克森认为：追求自我同一性是青春期的主要任务。所谓的同一性，指的是一个人的愿望、情感、能力、目标、价值观等方面整合为统一的人格框架。通俗地讲，青少年强烈地需要确认一个完整的、独特的自我，即"我就是我，是不一样的烟火"。这个任务完成得好，人就会拥有完整、健康的人格，对未来有清晰的愿望和强烈的渴求，有更多自主行动，更富责任感和创造力。

为了完成"自我同一性"这个重要任务，青少年必然探索"我"这个角色的独特属性。他开始有了自己的主见，开始强调自己与他人的不同。那么父母作为他们熟悉的成年人，必然要被他们当作参照系，来评判、反思，进而确认自己的存在。所以，青春期的孩子反感父母、顶撞父母，从根本上是无法避免的，有所区别的只是程度的轻重而已。如果父母看不到这件事的合理性，强行压制、干涉这一过程，只会给孩子的成长制造障碍。生命成长的本能是强烈的，当这种压制、干涉变得不可忍受，必然激发更进一步的反抗——青春期叛逆。

从孩子的角度来看，叛逆本是一件积极的事，但因为父母难以接受，遂演变成一种针锋相对的斗争。

其实，越是逆反的孩子，越是证明他对独立的渴望之强烈。他对生活的理解比那些"懂事"的孩子们要深刻得多，将来越有可能发展出成熟、健全的人格。

令人悲哀的是，叛逆这个词本身，体现的都是父母视角——我是主，你是臣；我是权威，你是追随者；我说了算，你没有发言权。所以，孩子的成熟、独立遂成了对父母的背叛、逆反。

在此之前，出于对父母的爱和依赖，孩子尽可能地服从父母的管教，心悦诚服地接受父母的说教。但是孩子内在的生命力，一直在生长、寻求适合自己的生命形态。在重重的束缚和限制中，孩子的自我一直倔强不屈地生长，就像竹子要挣破笋壳、蝴蝶要破茧而出，孩子的生命终究会强大到无法忍受外界的桎梏。

对孩子来说，这是值得欣喜的重要时刻。但是对父母来说，尤其是对那些内心不够独立、人格不够完善的父母来说，孩子独立自主的要求，就像一种无耻的背叛，刺痛了他们不够坚强的内心。

很多青春期的孩子的父母哀叹：孩子怎么突然不听话了？可是，从孩子的角度看这件事，那就是："我都忍了你这么久……"

你的关注让我无法喘息

叛逆开始总是先在心里盘算，然后才公开行动。

——乔纳森·斯威夫特

丁小柠在中考前夕住院了，是肺炎。

那天早晨临出门的时候，她和父亲又发生了争吵，她一整天心里都不痛快。下课的时候，天下起了雨。想起回家后又要面对父亲的啰唆，她心里就很烦，磨磨蹭蹭不愿离开。恰好一位同学没有带雨伞，正准备打电话给父母。丁小柠灵机一动，把自己的雨伞塞给她。同学问她怎么回家，她说：你不用管了，一会儿我爸爸开车来接我。目送女同学走远，她冲进了雨中，就这样一直走回家。

自从升入初三之后，父女之间的这种紧张状态就成了家常便饭。每次考试过后，父亲都会召集全家人开会，不厌其烦地"分析问题，查找原因，制定措施"。丁小柠对这种形式主义的动员会厌烦透了。从外省考入北京留京工作的父亲很为自己的奋斗成绩骄傲，对他来说，女儿在有名的民办学校里处于中上等的位置，都是她自己不努力，浪费了父母优秀的基因。冲动之下，他责骂女儿：现在不好好学习，考不上大学，将来就得扫大街！为此，父女两个吵得不可开交。

丁小柠并非故意和父亲作对，她只是受不了父亲对自己咄咄逼人的态度。对自己的长大，他显然是没有准备的，甚至不打算承认。他还习惯把她当作以前那个听话的小女孩，只要做最好的安排，她就会乖乖地配合，按照他画好的轨道顺利地前进，长成他期待的样子。

看到女儿越来越沉默、倔强，他的焦虑感也越来越强。他觉得他一眼就望到了她生活的尽头，却不知道这些路要靠孩子自己一步步走过去。他不允许她有一丝犹豫，对他来说，那都是脱轨的预兆。他忍不住要把最坏的结果揭示出来，却让孩子感受了强烈否定和不信任，加深了父女之间的隔阂。

青春期少女的内心是敏感而动荡的，刚升入初三的丁小柠就遇到一件烦心的事，但是她并没有告诉父母。

性格活泼的丁小柠从初一起就是班干部，后来又进入学生会。由于学生会活动的关系，丁小柠和外班的一个男生熟悉起来。不知怎么回事，班里的同学开始议论起这件事，说他们在处朋友。这无中生有的绯闻让丁小柠很生气，又找不到消息的来源。她相信身正不怕影子斜，并没有刻意避讳。但是那男生好像也听说了什么，开始躲起她来，让她哭笑不得。她在放学后拦住他，质问他为什么几次都缺席学生会的活动，男孩低着头躲开她，任凭她在后边喊，也不回头。结果第二天，班上又开始传他们闹分手的事。丁小柠气得哭了一场。

其实这才是丁小柠月考没考好的直接原因。但是丁小柠并不打算告诉父母，因为他们一定会大惊小怪，父亲一定会和她长谈，甚至可能去找那个男生的家长。丁小柠不相信自己能清楚解释这件事，也不敢保证能在父亲质问下扛多久不崩溃，索性把它埋在心底。

很多孩子并非不愿意对父母敞开心扉，只是因为父母很少能像他们期待的那样，做出恰如其分的反应，给他们切实需要的帮助。于是，两代人的心开始越走越远。

因为丁小柠的学习成绩一直徘徊不前，父亲焦虑万分，自作主张在一家著名的培训机构给她报了辅导班。丁小柠想反对，但是转念一想这样一来就可以有更多时间不用待在父亲身边，就答应了。

可是父亲仍然不放心。上大课的时候，父亲就坐在教室后面记笔记，回家就盯着她问。上一对一辅导的时候，父亲也要坐在旁边听讲。当他觉得丁小柠没有认真听讲、及时记笔记，就会用各种方式提醒她。连授课老师都觉得受到干扰，几次委婉地提出希望他给孩子一个自主学习的空间。

在丁小柠的抗议之下，父亲当着老师的面答应她不再到补习班"监视"。可是有一次，丁小柠上课时肚子不舒服，提前下课去卫生间。她刚走出教室，就发现父亲的背影"嗖"地闪进一间办公室。她气愤地站在办公室的门口，几乎能听到父亲压抑的呼吸声。

过度的焦虑会影响人的判断力，夸大问题的严重程度。焦虑也会促使人过度行动，直到侵犯了别人的空间，还茫然不自知。学习终究是孩子自己的事，丁小柠的父亲却把它接过来，变成压在自己心头的一块大石头，最该关心这件事的丁小柠却成了局外人。丁小柠后来反思自己为什么对学习产生抵触情绪，觉得父亲的过分紧逼是很大的原因。

丁小柠的父母曾经都是学霸，他们坚信自己的女儿也拥有学霸的基因，丁小柠小学时的表现也印证了这一点。可是当丁小柠升入初中，开始有了自己的主见，他们仍然像对待小女孩那样要求她，忽视了她内心对独立的渴望，也没有耐心去关注她丰富敏锐的内心世界。丁小柠其实做过很多沟通的努力，却都被父母认为是顶撞、是逆反，简单粗暴地压制女儿的表达，导致丁小柠对父母的绝望。丁小柠向父母关闭了心门，连带父母最关注的学习也厌倦起来。

青春期的逆反有很多种，也可以针对不同的人，针对父亲是其中最常见的类型。针对学习，则是父母最不愿看到的情形。可悲的是，丁小柠父亲的步步紧逼，把女儿逼上了这条路。

丁小柠的肺炎直到中考前夜还没彻底治好，中考那几天，丁小柠都是白天去考试，晚上打吊瓶度过的。考试的结果可想而知，连像样一点的普通高中都考不上。本来，丁小柠的父亲想让她复读一年，明年一定会考上重点高中。可是丁小柠拒绝再战。父女俩又进行了一场艰苦的拉锯战，最后丁小柠被录入一所收费高昂的国际学校。

丁小柠父亲把女儿读国际学校这件事看作他自己的失败，很长一段时间里，他都绝口不提女儿考进了哪所学校。丁小柠敏感地察觉到父亲以自己为耻，内心受到很大伤害，父女二人陷入长期的冷漠与隔阂之中。

"考个好学校""找个好工作"好像成了教育的头等大事，而"培养身心健康的人"这个宗旨，却被太多人忽略。升学竞争已经白热化，"不要让孩子输在起跑线上"的口号震耳欲聋。无数焦虑的父母等不了孩子长大，急不可耐地冲到台前，想要塞给他们一个设计好的未来。父母的眼中只有远方的目标，孩子却要慢慢长大。孩子们本来在经历自己的人生，但在父母眼中，却充满"不可接受"的意外，忍不住要出手干预、强行控制。父母不允许孩子为自己的生命负责，不允许孩子的生活脱离自己的设计与控制，于是，"叛逆"就发生了。

疗愈之道：抓住生活的重点

理解焦虑，放缓心态，避免冲突

"中产"的父母是对孩子学习成绩最焦虑的一群人。他们自己身处激烈的竞争中，深知实力的重要。关注孩子的学习，是他们必然的选择。对此，你要有充分的认识和准备。当为了你的学习而争吵时，你要理解父母正处于巨大的焦虑中。不要因为赌气故意在学习上唱反调，说什么"不在乎考不考大学"之类的话，这只会火上浇油，加剧矛盾。

抓大放小，态度有弹性

焦虑的人需要一个承诺，所以你要给他需要的信号，帮助他缓解情绪。比如说在一些小事上主动交代行踪，态度诚恳，取得父母的信任。在你觉得重要的大事上，提倡主动沟通、提前通知，不要等事后补救。焦虑感强的父母，会觉得你故意跟他们作对，只会收紧控制，这对你得不偿失。

关注实质，为自己负责

你可以不理解父母，但不能不理解生活。这个世界是凭实力说话的，不管走到哪里，有能力的人总是有更多的自主权，活得也更开心。在没有经济负担的时候，专注于提高自己的能力，这不会让你吃亏。

我的未来谁做主？

你有你的路，我有我的路。至于适当的路、正确的路和唯一的路，这样的路并不存在。

——尼采

"这事应该听谁的？是你还是我？不听我的就不要问我！"

子涵的父亲总是用这句话结束父子之间的争吵。在他看来，所有的父子矛盾，都可以用"谁说了算"这句话来解决。而这个问题的答案，似乎只有一种选择——我说了算。

子涵高考的时候想考艺术学院，学习动漫设计。但父亲反对这个选择。但是这回子涵说什么也不肯服软，"中考我都听你的了，读了普通高中，耽误了我 3 年时间，现在再听你的，我会后悔一辈子的！"

"搞艺术需要天赋。就你那个水平，要想画出名堂来，还早着呢。到时候画不出来，学习又耽误了，将来你拿什么吃饭？"

"我喜欢画画，这是我的梦想。"

"你懂什么！你王叔叔说了，现在动漫人才过剩，毕业等于失业！"

"你说哪个行业人才不过剩了？告诉你吧，最顶尖的人才永远不愁吃饭。"

"你是顶尖人才吗？证明给我看。"

"你不让我学我怎么证明？"

"我不能让你拿自己的前途冒险！"

"我自己的前途我自己负责，不要你管！"

话说到这里，又进入了"听谁的"这个死循环。子涵一气之下离家出走了。

子涵爸最后在劳务市场找到了儿子。原来子涵自作主张在美术培训班报了名，为了支付学费，他只能打零工赚钱。在子涵最信任的王叔叔的调解下，父子俩展开了艰难的谈判。王叔叔提出让子涵先试一年艺术高考的路，走不通下一年再参加普通高考。但是子涵爸担心耽误儿子的前程，拒绝让步。

为了让儿子打消"不切实际的念头"，子涵爸决定采取经济管控，把儿子逼回"正路"上来。子涵表面上答应父亲参加正式高考，假装用功复习，实际在策划第二次离家出走。子涵主动提出自己功课落下很多，希望能报个全日制的补习学校，父亲答应了。

父亲亲自把他送到学校，千叮咛万嘱咐，让他用功学习。为了麻痹父亲，子涵做出很听话的样子，安心学习了一星期。

第二个周末，子涵爸爸去补习学校接儿子，没想到却扑了个空。原来子涵周一刚到学校，就跟学校说家里准备让他出国，不参加高考了，要退学费。补习学校说这得经过家长同意，子涵大大方方拿出了父亲"亲笔"签字的情况说明，学校只能退费给他。子涵拿着这笔钱，直接就走了，去了哪里，学校也不知道。

子涵爸发动亲友寻找儿子。半个月后，北京的亲戚有了消息：子涵找到了，目前在北京一家广告公司打工，一边打工一边赚学费，准备考央美。

子涵爸赶到北京，儿子却拒绝见面。子涵说他已经18岁了，不需要依赖家里，希望父母不要再干涉他的生活。子涵爸只能灰溜溜地回家了。

到了第二年艺术高考，子涵没有考上央美，小广告公司也黄了。子涵流落宋庄，给一个画家当助手。说是助手，其实就是干杂活，也没有多少时间学画。好在后来卖出去几幅画，子涵挣了点钱。

子涵发现自己确实不是干美术的料，就报名参加了自考，准备将来搞计算机。

倒是子涵爸，至今也不能接受儿子没有考上大学的事实，一直对外宣称孩子考上了央美，现在在北京做着一份高薪的工作。

叛逆，就是一场控制与反控制的拉锯战。最终获胜的应该是孩子，也只能是孩子。如果父母不幸成了获胜者，那么恭喜，你将得到一个缺乏主见、习惯依赖他人的弱者。他有着成年人的身体，他的精神世界却是孩子般的软弱。你得到暂时的胜利，却也迎来长久的负累。

我们生活在一个变化的时代，每个人都有无数选择。那些大胆叛逆的孩子，可能对他们的未来有更清晰的设计，所以才会冒着不惜和父母决裂的风险，坚持自己的选择。那些害怕孩子叛逆的父母，实际上是不信任孩子自己的选择，力图给孩子一个没有风险的人生。但是，有谁的人生会一帆风顺，一点风险都没有呢？这世间多的是放弃梦想的遗憾，少的是为自己而活的坚持。你看到多少岁月静好的中年，心里埋藏着不曾用力奔跑的遗憾。

爱琳最近从公司辞职了，没有任何征兆，也没有跟任何人商量过。她每天还是按照以前的时刻表出门回家，父母没有产生过任何怀疑。直到爱琳的咖啡书吧开张都一个多月了，父母才从邻居口中听到一点风声。父母想不通，这个从来没有违拗过父母的乖女儿，到底为什么辞去了一份人人羡慕的高薪工作，非要去自己创业——干的还是那种不容易赚钱的生意。

爱琳是那种从小就乖巧听话的女孩，成绩好，三观正，从小到大都是班干部，性格开朗，跟人说话总是和和气气，从来没见她跟谁红过脸，老师也喜欢她。对于父母的安排，只有一次爱琳表示过不同意见。爱琳想要学舞蹈，爱琳的父母特意带她去舞蹈学校看那些小孩练习"掰腿"，个个都疼得直哼哼。父母还告诉爱琳：如果她想考舞蹈学校，起码要比现在瘦10斤，再也不能吃蛋糕和冰激凌了。爱琳妈妈觉得，自己已经尽可能做到民主，尊重女儿意见。

小爱琳考虑了3天，决定听妈妈的话，放弃学舞蹈。从那以后，爱琳再也没有违拗过父母。她一路学业优秀，考上大学，出国留学，回国后在外企工作，顺利得让人羡慕。

这次，爱琳公司年会，请了一个小有名气的乐队。年会还没开始，乐手们全都席地而坐，一边吃着盒饭，一边说说笑笑，一高兴还清唱起来。爱琳看着他们开心的笑脸，忽然想起小时候在少年宫练舞蹈的情形，觉得自己生活里好像少了点什么。

她加了一个乐手的微信，从朋友圈里看出来，他17岁就从家里跑出来，他为了这个乐队，已经整整10年没回过家了。爱琳终于明白，这些年自己失去了什么。没多久，她就辞去工作，开了这家书吧。

成长，终究是一场不能错过的历练。叛逆，可能在生命中的任何时候不期而至。一个人只要明白自己真心想要的是什么，他就已经完成了自己的成长，具备了为自己生命负责的能力。当有人力图让一个觉醒的人重新回归懵懂的状态，他维护的不是这个人的幸福，而是自己操控别人生活的权力。叛逆不是背叛，而是一种成长。幼苗纵然弱小，但总有一天会顶破泥土砂石，长成自己应该有的样子。这是生命的力量，没人能够阻挡。

疗愈之道：为自己的人生努力发光

"想给孩子一个完美的未来"，是干涉式家长最喜欢说的理由。对孩子的未来，他们表现出过分的焦虑，但是，对于孩子的内心世界，他们既不了解，也不感兴趣。他们一厢情愿地要求孩子走自己设计好的人生道路，这实际上是把孩子的人生都操控在自己手里。他们有的很霸道，有的又显得很"民主"，但这只是态度之别。从根本上来说，他们不信任孩子自己的选择。

在这种情况下，明白自己要什么很重要。干涉型父母对孩子认知的影响是深刻的，在他们的潜意识中，孩子的情绪、愿望、梦想，都应该是他们个人意志的附属品。所以，你需要足够的清醒，认清自己的特长、兴趣、梦想。你需要判断：我的选择是出自我内心的渴望，还是仅仅因为父母的反对？

为自己负责，争取更多支持。当你知道自己想要什么样的生活，就要为之付出持之以恒的努力。你要明白，即使他人不干涉你的选择，幸福也不会自动到来。而坦诚地说出自己的愿望，尽最大可能争取父母的理解和支持，也是你为自己负责的一部分。如果父母太过霸道，你可能需要像子涵那样，争取更多的"同盟军"，帮助你抵挡父母的攻势。你也可以像爱琳那样，默默积攒实力，在经济独立的时候重拾梦想。

叛逆不是目的，蜕变才是根本

一个真正叛逆的人，是一个既不顺从社会也不反对社会的人，他依据他的了解，依据他的小小光芒而活。

——奥修

生命必然要独立，这原本是正当的需求，何来"叛逆"一说？"叛逆"这个词，本身就是父母视角的价值判断。

默认自己是权威，默认自己永远正确，试图永远掌控一切，才会把他人能够独立思考和行动视作背叛、逆反。而教育就是为了促成人的独立，发展人的能力，提高人的创造性。现在，孩子已经大踏步走向这个目标，父母反而恐慌起来，想让已经长大的孩子继续软弱无力、依附自己，这不是自相矛盾吗?

如果一个孩子到了应该独立的年龄，还时时刻刻向父母寻求认同，盲从权威，那才是真正值得忧虑的。

人的成长是持续一生的过程。人在青春期的成长，最需要的是来自成人世界的尊重、认可和支持，以帮助他们平安度过这段充满变数的时期，形成独立、健康的人格。以此来定义青春期教育，才能真正体现"一切为了孩子"的原则。从这个角度看，所谓"叛逆"，不过是不够理智的父母和希望追求独立的孩子之间的情感冲突。父母不能接受孩子不再盲目顺从、依赖自己的现实，对孩子的独立性、自尊需求不够重视，不愿满足，反而试图继续控制孩子，收紧孩子的成长空间。一面是在不断长高的小树，另一面是越来越狭窄的空间，不冲突才怪!

经过多年的观察我发现，那些表现出强烈叛逆行为的孩子(包括心理层面上未成熟者)，粗略归纳，大致有以下几种特征:

· 自我意识觉醒较早，有强烈的独立意识

· 内心敏锐，感情丰富，自我觉察力强，对自己要什么有清晰的认识

· 热情、冲动，对未来有强烈的向往

· 童年并不快乐，遭遇过同龄人群体接纳不良

· 父母感情疏离，忽视孩子感受

· 父母偏于权威型，喜欢控制孩子的生活

· 以上任意两点兼而有之

直白地说，孩子越聪明（自我觉醒早），就越需要独立；父母越不接纳孩子，就越容易激起反抗。

可以说，所谓的"叛逆"，正是生命从软弱、依赖到坚强、独立必然要经历的过程。从"乖孩子"到坚强成熟、独当一面的成年人，从来不会无缝对接。让亲子双方都身心俱疲的"叛逆"，就是生命成长必须付出的代价。有远见的父母，不应该害怕孩子的叛逆，应该担忧的是：孩子的顺从、容易妥协、缺乏主见等，会抑制自身潜能，限制将来的发展。这个过程既然是成长的必需，说"叛逆"并不公正，说"蜕变"可能更准确。青春期的蜕变完成得不好，就会在人格发展上留下隐患，或迟或早，总会爆发。

2018年2月，一条《北大状元12年不回家，拉黑父母，写万言书控诉父母》的新闻在媒体上热传。这个人叫王猛（化名），从小成绩数一数二，是四川某地级市高考理科状元，被北大生物专业录取，本科毕业后又成为美国排名前50的大学的研究生。2005年春节，王猛在家里遭遇亲戚嘲讽时，父母没有支持他，王猛一怒之下，从此再也没有回家过春节。2012年前后，一封长长的决裂信发出，王猛拉黑了与父母所有的联系方式，与"家"彻底告别。2018年1月底，王猛向媒体出示了一封长达15000余字的长信，历数自己这么多年在父母那里遭受的精神伤害。

一位受过良好教育的人，30多岁还在纠结儿时父母对自己的伤害，让很多人觉得不可思议。在大多数人的印象中，叛逆只是发生在青春期的一段插曲。他们没有意识到，扭曲的成长方式，会在一个人心灵深处留下巨大的情感空洞。过去没有被满足的需求，会在将来的任何时候，以各种方式寻求满足。

王猛的父母都是有文化的人，控制欲也很强。尤其是王猛的母亲，对王猛生活的管控到了无微不至的程度。一次学校活动，老师要求统一穿短袖短裤，而王猛的母亲执意要儿子穿上长袖长裤。结果王猛在众目睽睽下被老师批评、被同学嘲笑。孩子的意愿、学校的要求，都可以置之不理，而自己的要求必须被执行。

王猛生性敏感，动手能力不强，小学时候曾因不会剥鸡蛋而被同学嘲笑。当王猛觉得孤单脆弱时，父母从来不给他支持，仿佛照顾孩子的情绪是很丢脸的事。他们保住了"面子"，王猛却失去了自尊。在大庭广众下被嘲笑，成了王猛的"痛点"，时不时就要发作。2005年春节，已经上大学的王猛，又被二姨拿旧事嘲笑，而父母依旧漠然视之。那些冷漠的笑声让王猛觉得：在这个家庭里，根本没有人能理解他的感受。绝望之下，他选择毅然远离。

王猛天资聪明，他的几位儿时玩伴都考上很好的学校，他对未来也有自己的设计。考高中的时候，王猛很想进入离家较远的一所重点高中，可是父母因为想把他留在身边，硬是强迫他报了当地一所普通高中。这所学校的大多数学生都不喜欢学习，经常打闹、争吵，让爱学习的王猛很是头疼。为此，王猛几次求助父母，希望他们能出面协调校方，为他安排一个相对安静的学习环境。但是他的要求被粗暴地拒绝了，父母要求他"学会跟任何人相处"。王猛试图跟校方沟通，还是没有成功。事情反馈到王猛父母那里，又遭到他们的嘲笑和打击。

在强势的父母眼里，王猛只是贯彻他们意志的工具，他只需要按照他们的设计乖乖长大，考上名校就够了。至于王猛遇到的挫折、困惑，都与跟他们无关，只能由王猛自行消化。在王猛的长信里，到处都是无人看见的黑暗，到处都是力图自证的挣扎。他沉浸在自己的痛苦中，得不到来自父母的支持。他们生了他，养了他，供他读大学，却成了儿子生命里的陌生人。

王猛考上北大之后，跟随父母参加了一次毕业旅行，却又一次遭遇公开的尴尬——因为计划不周，旅行团入驻酒店时发现房间不够，导游跟王猛开玩笑说能不能跟两个女孩同睡一间房。王猛尴尬得目瞪口呆，而母亲又一次选择了袖手旁观。回到房间，王猛质问父母为什么不闻不问，回应他的，是母亲歇斯底里的大骂和父亲高高在上的"大道理"。可以说，王猛生命中的"至暗时刻"，都是他一个人度过的。父母的关注和支持，是他渴求而不得的东西。在教育方面"慷慨大度"的父母，却是感情方面的"吝啬鬼"。

为了摆脱心理困扰，王猛转变专业方向，考上国外名校的研究生。在读研期间，他接受了心理咨询，咨询师说他被当众嘲笑时的反应是一种应激障碍。王猛把诊断报告寄回国内，并将自己的所思所悟与父母分享。可是，父母再次冷漠以待，只是简单要求他"成熟一些""努力适应环境"。这种敷衍了事的回答，就像一盆冷水浇在王猛头上，让他感到彻骨的冰冷。

因为担心王猛的生活与学业，父母找了一位美籍华人照顾他，已经成年的王猛觉得这是对自己生活的控制。可是父母并不理睬他的抗议，执意要求他跟这位长辈"搞好关系"。王猛跟这位长辈的沟通并不愉快，他写信给父母倾诉自己的烦恼，结果又被父母教育了一通。王猛就像一位顽强的战士，一次次站起来和父母真诚沟通，却一次又一次地败下阵来。

生命要成长，必定要经历完整的蜕变。很多人质疑，王猛的"青春期叛逆"未免来得太晚。其实，对所有生命来说，如果没有经过完整的蜕变，成长的任务就没有完成。这部分真实的需要被人为地压抑、延迟了，那么随着年龄的增长，人的生活经历越来越复杂，这部分未完成的任务、被压抑的需要，或隐或显，或早或迟，都要影响到他的生活。花儿是当季的最美，果子是应时的最甜，"超龄"的叛逆，会给个人生活、事业带来更大的冲击。相比之下，青春期叛逆倒像是一种更好的选择了。

> 疗愈之道：各自担责，真诚合作

王猛的父母一直不理解王猛的情感需求，以及这种忽视、拒绝、控制对王猛意味着什么。他们也没有意识到，自己在这场危机中负有的责任。在他们心中，孩子的内心感受是不需要过问的，随着年龄长大，人就会自然变得懂事、坚强。父母只需要照管孩子的生活、矫正孩子的行为、督促孩子努力适应社会，就算尽职尽责了。这种想法很常见，但并不合理，也很残酷。没有感情的教育是可怕的训练，它的伤害会很久远。王猛在父母的情感忽视与控制中艰难长大，为了完善自己、医治痛苦，他付出了巨大的努力。而在这个过程中，他的父母始终表现出漠不关心、无所作为的态度，拒绝提供基本的回应、支持，一再挫败王猛的努力。

　　是的，王猛已经成年，他对自己的生活负有更多的责任。但是，父母和孩子的亲情仍在，看到孩子这么痛苦，是不是也应该做些什么呢？对王猛表示理解，倾听他的痛苦，表现出真诚的关心和支持，这是可以做到的吧？父母不是孩子生活的旁观者、评判者，父母之爱不能只是冰冷的教训，还应该包括温柔的接纳。更何况，王猛曾经的痛苦，有你们的一份责任。可想而知，如果王猛的父母表现出更积极的态度，他们的关系也不会搞得这么僵。

　　叛逆只是形式，蜕变才是本质。完整健康的人格，是一个人最真正的力量所在。所谓"超龄"的叛逆，不过是被延迟的成长。相对于经济不独立的少年来说，王猛无疑有更多资源和机会来修补内心的破碎，比如事业发展、同龄人的友情、与异性的亲密关系等。人在这些方面的发展，同样可以治愈心灵的痛楚。父母欠你的温柔，你可以在其他关系中获得补偿。试着以不同于父母的方式，与他人真诚合作，体会相互支持带来的温暖。

愿你走过动荡的岁月，拥有属于自己的完整人生。

第三章

把我的生活还给我

控制是人际关系里非常常见的一种行为。一个人用自己的意志控制另一个人的行为，另一个人放弃自己的主张，听从别人的支配，这种情况，远比我们察觉到的更普遍。

少数服从多数，群众服从领导，下级服从上级，士兵服从将军，公民遵守法律制度，这些超过个人意志的力量，对个人行为的控制无处不在。没有控制，群体就没有效率，社会就失去秩序，也就没有所谓的文化与文明。

但是这种控制是人们能意识到的，也愿意接受。所以，这种控制关系不会让人感到挫折与创伤。

真正让人感到不快的控制，发生在平等的个人之间，不易察觉，更不易摆脱。它给控制者带来更多利益，却剥夺了被控制者的幸福。被控制者失去了宝贵的自主性，而这正是生命的价值所在。我常说，"说了算"的人比"老好人"要幸福，因为强者总是比弱者体验到更多掌控感。确认"我能够掌控自己的生活"，人就会感到幸福。

被控制者的周围有一道无形的网罗，他感到受到限制，不被信任，可有可无。这种感觉就是对人自我价值的否定。被人控制，是人在与他人打交道时感到不快乐的真正原因。

否认他人的感觉，干涉他人的自主行为，无视他人的存在，武断地为他人下判断、贴标签，这都是试图控制对方的表现。我们生活中常见的冲突，大多是这么引发的。想一想，当我们听到这些话时，例如"你的想法是错的""这么做对你没好处""你的意见没人关心""你就是这种人"等，是不是会感到不快？这种不快就是对被控制的愤怒和厌恶。

社交场合里的控制行为，会受到社交礼貌的抑制。但是在亲密关系中，由于彼此心理边界的融合，控制关系更不容易觉察，也更不容易防范。很多人很难区分爱与控制的区别，的确，那些强势的控制者往往显得感情热烈，意志坚定，貌似"更在乎"彼此的关系。

但是，爱与控制是有区别的，而且区别还很明显。爱是无条件的理解与接纳，是来自人们内心单纯的善意。我爱你，只是因为你是你，不是因为你"符合我的标准"。

而控制则是有条件的，被爱者必须"表现好"才能获得爱人者的接纳，否则便要被否认，被拒绝。控制，是伪装成爱的霸道、自私。"我爱你，但是你得听我的""我爱你，但是你得做个好孩子"，这些都是控制，不是爱。

控制行为最残忍的地方在于，它告诉孩子父母对你的爱是一种有条件的爱。如果你不够优秀，他们可以随时收回这种爱。而孩子相对于父母是如此弱小，他们无可选择。而父母的控制行为却把孩子置于被选择的境地。虽然父母的初衷可能并非如此，但是幼小的孩子却没有足够的智慧冷静进行区分。他们只能拼命满足父母的愿望，以抵制自己心底对于被抛弃的恐惧。

喜欢控制别人生活的人，实际上是内心缺乏安全感的人。控制者内心焦虑的程度远远高于普通人，他们对安全感的渴望超过对"理解和接纳"的渴望，这使他们对亲密关系有一种病态的依赖，却又不能平等地与他人相处。为了确保对方不离开自己，他们不惜动用精神控制，把对方留在自己身边。他们会对这样的话莫名感动——"爱意味着永不分离"。

控制让抚育孩子的工作变得简单、容易，让父母更不愿"交出权柄"。当孩子逐渐长大，萌生自我意识，希望独立自主，有的父母仍然不愿放弃对孩子的控制。那些父母口口声声"为你好""因为爱"，实际却是在控制孩子的生活，否认孩子的独立人格，阻碍孩子自主成长，给孩子带来长期的精神损害。

你控制的世界里没有我的生活

当父母对孩子的行为不满意的时候会收回他们的爱。孩子们逐渐懂得，他们需要的积极关注是以他们自己的行为为条件的。孩子变得越来越不了解自己，而且在将来也越来越不可能成为一个心理和谐的人。

——卡尔·罗杰斯

13 岁的妮娜身材高挑、动作灵活，是一个小美女。可是她有着跟年龄不相称的空洞而胆怯的眼神，就像一个受惊的小兔子，随时准备逃离。

她有一个工作异常忙碌的父亲，一个耐心的、略显憔悴的全职母亲，还有一个又高又帅、毕业于外国名校的优秀哥哥。妮娜似乎具备幸福生活的所有条件，但是她却没有自己的生活。

她的时间被妈妈精确地计划着、支配着。放学之后，妈妈去学校门口接她，然后带她去补习机构上课。遇到堵车，就在车上解决晚餐。学累了，妈妈会把她拉起来做运动。她就像玩具娃娃一样乖巧。

但是她的学习能力并不强，注意力不集中，写字缓慢，还经常写错字。她需要老师告诉她题目的答案，然后再一笔一画地写下来。老师提问的时候，妮娜会茫然无措地看着老师，很长时间都不回应。哪怕是很简单的问题，她也不敢说出答案，生怕说错了被责备。如果老师说话声音稍微大一点，她就会战战兢兢。

妮娜在一所普通民办学校念初一，成绩垫底，这让她的母亲很是羞愧。为了让妮娜尽快提高成绩，母亲几乎把妮娜所有的课余时间都报了补习班。但是，妮娜对学习没有兴趣，只是在麻木地听从安排，不管补了多少次课，妮娜的成绩却始终不见起色。

最让妈妈头疼的是，妮娜根本没办法自己起床。如果没有人叫她，她会睡到中午12点都不起来。无论定了多少遍闹铃，她都听不见。所以都是妈妈拉她起床，再给迷迷糊糊的她穿上衣服，催促她去洗漱、吃饭，每天都是这样。

妮娜妈妈说："如果我不监督她，她真的会在床上躺一天，什么也不做，就是睡觉。没有我催她，她什么事也做不了。"

妮娜已经13岁了，正常情况下，这已经是青春期的早期，人开始对独立空间有更大的需求。可是妮娜的生活却被母亲完全控制起来，她就像一个提线木偶，跟随母亲的意志麻木地行动。所以，你可以理解妮娜的眼神为什么那么空洞而胆怯。空洞是因为对自己的生活缺乏现实感。真正属于她自己、让她感到放松的时间是在床上。胆怯是因为害怕犯错。在这个被严密控制的世界里，每一个自主行动，都可能遭到指责和"纠正"。妮娜不得不细心观察别人的反应，以免触怒了别人。

我认为，妮娜起不来床的习惯，更像是一种潜意识的反应。因为除了上床睡觉这段时间，是她基本能够独立支配的时间。她的贪睡赖床，实际上是为了争取更多的自由。起床后的生活是如此痛苦，还不如躺在床上，享受有限的自由。母亲无处不在的控制，驱逐了孩子的个人意志，让她身心分离。一个人对自己的生活没有感觉、没有控制能力的人，你怎么能期待她对学习产生真正的兴趣，为自己的前途负责呢？妮娜的母亲抱怨孩子缺乏责任感，却没有意识到自己从来没有让孩子自主生活过。

妮娜的母亲受过高等教育，原本有一份体面的工作。由于丈夫工作繁忙，妮娜出生后，母亲选择辞去工作在家专心教育孩子。跟她的哥哥一样，妮娜小时候也展露出智力的优势，这让妮娜的母亲对她期待很高。她把更多的时间精力用在儿女身上，为儿女制定了一整套的发展规划，并亲自督促实施。

随着孩子逐渐长大，家庭开支不断增加，妮娜的母亲觉得自己身上的担子更重了。如果教育不好一双儿女，岂不是辜负了丈夫的信任？所以，她全神贯注于孩子的教育，不允许出一点岔子，神经总是绷得紧紧的。妮娜的母亲很难过，当年那个学业优秀、工作出色的自己，如今沦落为女儿的保姆，每天被女儿顶撞、抱怨。为了女儿的学习，她操碎了心。她不明白：为什么女儿对自己的前途一点也不关心。

妮娜的母亲觉得自己一切都是为了孩子，实际上她更多的是为了缓解自己内心的焦虑。在她的潜意识中，女儿按部就班地长大，就是她做母亲的成功，女儿的生活成了她生活的附属品。

在母亲无所不在的掌控中，妮娜失去了对生活的感受。这不是她选择的生活，她找不到热爱的理由。

我注意到妮娜妈妈说话的习惯，她谈到女儿的学习时，从来不在意女儿就在身边。提到女儿，经常使用"我们"这个代称，而不是称呼女儿的名字。也许在她的潜意识中，女儿只是她的附属品。她的语言中经常出现一些负面的评价：我们学习不好、我们基础不好、我们成绩很差等，这些脱口而出的负评，会给妮娜明显的心理暗示——也许我真的很差劲，也许我的学习真的没指望了。这样，她就更加不爱学习，更想躲在她自己的世界里，逃避这无趣的、别人的人生。

包办代替型父母与厌学型孩子是一个奇妙的组合，这反映出控制行为本质上的荒谬。父母越希望孩子主动学习，表现优秀，孩子越放任自流，自暴自弃。母亲无所不在的控制，阻碍了孩子个人能力的发展。很多家长抱怨孩子丢三落四、拖拖拉拉，却不知道正是因为他们管得太多，孩子才懒得管。孩子们是在用自己的方式回应父母的错误。你把弹簧压到最扁，反弹的力量最终会伤害你的手。

疗愈之道：父母学会放手，孩子学会独立

妮娜的母亲必须承认这个事实：妮娜有权拥有自己的生活，妮娜才是那个该为自己学习操心的人。归根结底，每个人都应该是自己生活的主人，不需要别人掌控。父母应该意识到自己焦虑的原因在于内心的不安全感，他们忽略了自我的成长，而把太多注意力放在孩子身上，希望孩子的"成就"能弥补自己生活的缺憾。父母越是"精力过剩"，越是看孩子不顺眼，越是不能容许孩子的生活"有瑕疵"。如果父母专注自己的成长，他们看待孩子的眼光会变得宽容许多。父母控制的双臂慢慢缩回，孩子才能逐渐恢复对自己生活的感觉，才会渴望未来，为自己负责。哪有天生不想上进的孩子？不过是父母管得太宽罢了。

放开孩子，首先是放开自己，别做那个长不大的孩子。

对学业和未来，最应该负责的是妮娜自己。就算母亲为她安排到极致，也不能"亲自"给她一个灿烂的明天。妮娜目前最需要的不是满足妈妈的愿望，而是试着体验和拥抱自己的生活，在其中找到自己的兴趣，逐渐掌控自己的生活。同时，妮娜的母亲需要遏制自己想要掌管全局的冲动，逐渐缩小自己管控的范围，把妮娜力所能及的事情交还到她自己手中，耐心地等待孩子的成长。

控制是一种反向的寄生

一个自己无为却逼迫孩子大有作为的人，他的无为其实是无能和不得志；一个自己拼命奋斗却让孩子自由生长的人，他的拼命多少是出于无奈。

——周国平

很多中国家庭中，充满了相互寄生的关系。子女小的时候，需要依赖父母，而父母也尽自己所能，最大限度地满足孩子对物质和情感的需求，却忘了在自我的成长上投入更多。这样的孩子，等于寄生在父母的生活之中，而父母也享受着这种寄生，把孩子当成自己生活的重心。等孩子长大了，父母的生命也开始萎缩，精力衰退，情感脆弱，然后又开始新一轮反向的寄生。在情感上依赖孩子，会让孩子延缓独立。

没有自己生活的父母，会把孩子当作自己生活的重心，哪怕孩子已经长大成人，仍然赖在孩子的生活中不愿离开。他们看起来很"爱"孩子，但是他们的"爱"却成了孩子的负累。

我在驾校学车的时候认识一个结婚不到半年的学员，他给我讲述了这样一件事：

小学三年级，我爸去世了。我妈一个人带我，一直没再婚。我妈对我的事管得特别周到，连我媳妇都是她给介绍的。

说是介绍，其实当时我们都没意识到。我媳妇是我妈高中同学的侄女，我高中毕业那年暑假，我妈非要带我去参加同学聚会。她说服能力特别强，也特别有耐心，会把一件事连续说上好几天，直到你接受为止。对此，我已经放弃抵抗了。在聚会上，有个阿姨看中我，要把我介绍给她的侄女。

为了创造机会让我们认识，我妈设计让我给她同学送一件东西，她同学把侄女叫过来吃饭，我们就这么认识了。当时她姑姑说我媳妇英语不太好，可以先加个QQ，有问题可以问我。当时我也没多想，加了QQ之后1年多，我们也没聊过天。大二开学不久，她的头像才第一次闪动，说她也考到我们学校来了，问我能不能来看她。当时我正忙着迎新，正好顺道去看她。我们就这样自然地交往起来。

我媳妇性格挺好的，不像我妈那么强势，跟她在一起挺舒服的，毕业不久我们就结婚了。婚礼前夕，我妈无意中说漏了嘴，原来我们的相遇都是两家家长暗中操作的结果。我们都觉得有点别扭，但看在我们感情不错的分上，就不和他们计较了。

还有就是我高考报志愿的时候，我妈坚持让我考本地的学校，这样我就能经常回家了。但是我受够了她掌控的生活，坚持要报外地的大学。为这事我们置气了很久。她用了很多办法来说服我，还动员我姥姥、舅舅做我的思想工作。有那么一瞬间，我差点就让步了。因为我妈在我面前掉眼泪，说她这么多年有多难。当时我真的有点动摇，觉得自己不够孝顺。但后来我还是坚持报了外地的大学，我觉得这件事是我从小到大做出的最正确的决定。

我离家之前，她坚持帮我打包全部的行李。如果我偶然想起什么东西，随便塞在哪儿，她一定会重新整理才罢休。她好像有强迫症，每件事她都必须亲手整理，否则就不放心。为了避免她的干涉，我把所有箱包都锁在自己房间里。结果第二天我打开房门，就看到门上贴着纸条，写满各种注意事项，各种叮嘱，各种不放心。

本来她已经答应我不再送我的，但是后来又变卦了。到了学校以后，她跟着我一同去报到，帮我买生活用品、铺床、充校园卡，一天之内就忙完了所有的事情。然后请宿舍的同学吃了一顿饭，拜托他们照顾我。看着她忙前忙后，我根本插不上手。连接待我们的老生都跟她说：让孩子独立处理。她就像没听见一样，继续忙个不停。

　　我本来不想太早结婚的，但我妈实在太磨人，我想结婚她就不好再干涉我了，没想到还是那样。我们结婚之后，我妈还三天两头往我们家跑。我们俩都不会包饺子，她就包好煮好给我们送过来。到我们家饺子皮都烂了，根本不好吃。我们就跟她说："我们要是想吃饺子，可以去饭店，不用专门来送。"可她根本听不进去。我们俩工作都忙，没时间和精力收拾家，只能周末才扫。我妈看不过去，不知怎么偷偷配了钥匙，趁我们不在家的时候进来，替我们打扫卫生。她还经常自作主张地给我们买一些我们不需要，也不喜欢的日用品，美其名曰"替你们省钱省力"。

　　我们结婚2年了，还没有要孩子。最近我妈开始磨叨我媳妇，说女人年龄大了怀孕，容易生出畸形儿。我媳妇才25好不好！我媳妇跟我说，你再不跟你妈谈谈，这日子真没法过了。

　　在这位母亲的心中，儿子的生活就是她自己的生活。儿子吃得香不香，睡得好不好，都是自己的责任。就算孩子长大成人，她也不想退出儿子的生活。因为她几乎没有自己的生活，儿子长大离家，让她觉得自我价值丢失了。为了证明自己还有价值，她拼命在儿子的生活里打下烙印。

　　有多少含辛茹苦的父母，最终成为孩子生活里的寄生者。属于他们自己的生活太少，所以他们要牢牢抓住别人的生活。对于一个拒绝放手的人来说，遭到他所爱之人的反抗，会让他感到巨大的恐慌。他会指责孩子"不孝""不懂事""狠心"，用眼泪和抱怨让孩子感到愧疚，以延长自己"寄生"的时间。

疗愈之道：坚持你认为对的事

因为父母不爱自己，所以孩子就是他们生活价值的所在。只有找到自己的生活价值，学会爱自己，对于"寄生"的兴趣才会减弱。帮助父母找到自己的兴趣爱好，转移他们注意力，是化被动为主动的办法。你可以和缓地、逐步地降低他们强制性的"亲密"需求，创造机会帮助父母营造更丰富的人际关系。

与此同时，你要经营好自己的生活，不再依赖父母带来的便利。与配偶亲密相处，更多地投入小家庭的生活，新的、健康的亲密关系会降低你对寄生关系的兴趣。如果说，过去软弱的你交出了太多，现在你需要的只是耐心、机智地收复失地，然后果断地、循序渐进地划清你们的界限，收回对生活的控制权。其实，控制者并非你想象中的那样强大，在一个独立自主的人面前，控制行为只会显得虚张声势、徒劳无功。只要你坚持做对的事，时间会站在你这一边。

"虎妈"手下多"羊崽"

按自己希望的方式生活不叫自私，要求别人按照自己希望的方式生活才叫自私。

——鲁斯·伦德尔

2011年，美国华裔耶鲁大学教授蔡美儿出版了一本名叫《虎妈战歌》的书，讲述她教育两个混血女儿的经验。在书中，母亲给女儿规定了严格的戒律：每科成绩必须拿A，每天都要练琴，不准看电视，不准参加聚会，她采用咒骂、不许吃饭等方式迫使两个孩子执行。

蔡美儿生于1962年，这一年是中国农历的虎年，所以她自称"虎妈"。而她强势的教育风格，又容易让人联想到百兽之王老虎，于是，人们就把这种强力的、高压的、多惩戒的教育方式称为"虎妈"式教育。现在，"虎妈"已成为一个符号，人们一谈到"虎妈"，脑子里就会浮现出一个清晰的形象——能干、强势的母亲，对孩子要求高、管教严，是家里最有权力的人。

但是，在现实生活中，"虎妈"教育出来的孩子，却不一定有更强的竞争力。在"虎妈"的作用下，"虎妈羊崽"的现象普遍存在。妈妈风风火火，孩子唯唯诺诺；妈妈风生水起，孩子萎靡不振；妈妈家里家外一把抓，孩子家里家外隐形人。

文瀚今年14岁，是一名初二学生。他天真可爱，很懂得关心人。每次见到我，他都是抢着给我倒杯水。看得出来他不是被强制要求这样，而是出于开心。但是他的学习却一塌糊涂，各科成绩排名多是倒数，对学习既没有兴趣，也没有好的习惯，基本上处于被迫的状态。母子俩的争吵总是围绕着文瀚的学习与生活琐事，妈妈批评儿子不独立，没有责任心，却总是忍不住插手管他的事情，经常一边抱怨，一边查看他的书包。而文瀚则一边捍卫自己的书包，一边反驳母亲的唠叨。

文瀚的妈妈是一位精明强干的女性，说话语速很快，语言表达能力很强。提起"不争气的儿子"和"放任自流的老公"，她是一肚子的苦水："我等于一个人带了两个孩子，哪个都不让我省心。每天下班回家，我忙完了大的忙小的，没有一点自己的时间。"

当文瀚妈妈和我谈话时，文瀚就会若无其事地玩起来，他的书包和文具盒里，装着各式各样稀奇古怪的小玩具。

为了让文瀚懂事起来，妈妈立了很多严格的规矩，也动用过惩戒的手段。比如说，写不完作业不准玩游戏，或者不准吃饭、看电视。可以说，凡是蔡美儿行之有效的那些惩戒手段，文瀚妈妈基本都用过，但是都遭到文瀚的消极抵抗。文瀚抵抗的方式就是故意拖拉，因为他知道到时间完成不了既定的任务，妈妈就会帮助他完成。

当然，这种"帮助"并不是代替他完成，而是吼着他、逼迫着他，替他各处求援。总之，千方百计地保证他在最后一刻完成。这样，即使在妈妈这里遭到很多苦楚，至少在学校老师那里，他是可以过关的。所以，尽管这个过程很痛苦，他还是产生了某种依赖。

文瀚对"学习是我自己的事"并没有概念，妈妈强势的关注和约束，让他潜意识里觉得"学习是妈妈的势力范围，不需要我操心"。

文瀚妈妈这一类型的"虎妈"，在家里总是不自觉地把丈夫和孩子的责任扛到自己身上。看起来她们控制了一切，其实她们只是急脾气的"劳模"而已。越俎代庖的结果，就是孩子丧失了成长的动力。文瀚都 14 岁了，还没有表现出对独立的需求，他的烦恼主要体现为"父母总是让我好好学习""父母总是催我快一点"，而不是"父母总是侵犯我的独立空间""我喜欢的活动总是被他们禁止"。母亲的强势，不仅养成他依赖的习惯，还让他的心理停留在儿童时代的晚期。在文瀚心中，他甚至都不需要独立的空间，更别提主导自己的生活了。

梓晨妈妈在世界五百强公司担任高管，非常重视对孩子的教育，对梓晨期待很高。她希望孩子先考上重点高中，高中毕业再申请美国常青藤名校。

但是梓晨的成绩却并不理想。梓晨的父母都是从外地考进北京名校，然后留京工作，一路打拼过来的。梓晨的表现，让她看在眼里，急在心头。她给梓晨制订了精细的学习计划，每天什么时候做什么，都有明确的要求。梓晨努力执行母亲的计划，希望能令母亲满意，对自己表现不佳的地方深感惶愧。

我注意到，梓晨的身体姿态显得很紧张，经常走着走着忽然大幅度躲开一个拐角，或者跳过一个障碍。他的动作很不协调，好像有人用绳子猛地拉扯他的四肢。也许，他身体里有别人听不见的声音在命令他：躲远点，不要摔倒。

我说话的时候，他听得非常认真，点头说是的频率高得简直没有必要。人们一眼就能看出这是个在严格家教下长大的孩子，他姿态端正，腰板笔直，说话简洁而有礼貌。从梓晨妈妈说话的姿态来看，她是家里的绝对权威。有一次我不小心碰翻了水杯，他连忙站起来帮我擦拭、整理，还下意识地说了一句"对不起"，而这明明不是他的错误。

一个要求很高，自身也很优秀的"虎妈"，很容易让孩子感到自卑。

梓晨在学业表现上的"不尽如人意"——准确地说应该是"不尽如母意"，很大一部分来自他内心的紧张、焦虑。然而越紧张，表现越失常；表现越失常，母亲反应越强烈。这就成了一个恶性循环，一个解不开的死结。梓晨的内心，还没有意识到严格的母爱对他造成的影响，他只是觉得，自己可能真的不够努力，不够优秀。

"虎妈"手下出"羊崽"的真正原因有以下两点：

1. 惩戒徒有其表，控制掺杂溺爱

过分操劳的"虎妈"只是学到了惩戒的形式，却没有理解惩戒的意义——明确责任，启发自知与自律。控制与溺爱，在这里发生了微妙的融合。这种情况下的惩戒，倒更像绝望的妈妈在发泄，完全是非理性的。你觉得你是在控制孩子，往你认为对的方向走，实际上你还是在溺爱。你作为母亲的功能是不足的。你对孩子的自主成长没有信心，也没有耐心，你剥夺了他成长的机会。

2. 标准高，鼓励少，打击孩子自信

严厉型"虎妈"本身是竞争的胜利者，希望孩子复制自己的人生经验，对孩子有很高的期待，却不能接受孩子犯错。她们有一个很不好的沟通习惯，就是讲话喜欢用否定句开头。比如，孩子没考好，心里已经难受，希望得到父母的接纳和鼓励。但是妈妈劈头第一句话就是"这次怎么又错了"，然后才意识到应该给孩子鼓励，再往回找补——"考不好没关系，下次注意就可以，我相信你会尽最大努力"。但是晚了，鼓励的话就是说上一火车，也弥补不了之前的否定。先挑毛病再给鼓励，等于将孩子置于"戴罪立功"的状态，严重打击孩子自信心。

这个语言习惯的形成，反映出"虎妈"根深蒂固的潜意识——不接受孩子犯错。谁都免不了犯错，包括"虎妈"本人。错误，或者准确地说生活中的意外、插曲，本来是生活的一部分。但是强势的"虎妈"并不接受孩子的生活有意外，这就从根本上否定

了孩子的自主性——你只能做符合她愿望的人，不能做你自己。

疗愈之道：妈妈放手容错，孩子主动成长

妈妈太能干，孩子没空间。想要孩子真正强大起来，妈妈就要懂得及时示弱，把成长的空间留给孩子。妈妈必须放弃掌控一切的欲望，和对家人过高的要求。你要容许孩子和丈夫不能令你悉数满意，而不是强令他们事事跟上你的节奏，达到你的标准。他们是家庭中重要的一分子，他们理应在自己家里感到自由、放松、快乐，而不是战战兢兢。如果这个家庭里只允许做正确的事、漂亮的事，就必然要限制个人的行为。久而久之，他们对家庭的归属感、责任心都要大打折扣，变得懒散、应付，与"虎妈"的初衷也会适得其反。

真正的成长是自发的。若受教育者没有主动成长，再优秀的教育理念，再有力的教育手段，都不会有好结果。没有一种成功是在被人控制的条件下实现的。要想在严厉、高压的环境中脱颖而出，人必须有强大的内心世界，把环境中的负面信息重新整合，建立起清晰的自我目标和自我评价。只有这样，才能化解"虎妈"的戾气，让那些有利于成长的因素，例如勤奋自律、坚韧不拔等，成为你性格的底蕴。

表面上"一无所求"，实际上"想要一切"

一味地抱着慈悲心肠为子女牺牲一切的父母，可以算得上最坏的教育者。

——马卡连柯

如果说无所不在的控制是一种显而易见的侵占，那么一无所求的奉献和溺爱，则是一种更不容易被发现的侵占。其实，"一无所求"只是迷惑他人的外在，"想要一切"才是内心深处的渴望。

有些家长会说：我不要求你变成我希望的样子，我只是无条件地对你好。你需要的东西我全都可以给你，我存在的价值就是满足你的需要，我不求任何回报。我就是那个最爱你的人，永远不会有人比我做得更好。

接下来的逻辑也就顺理成章：我放弃了自己来成全你，那么你的生命就永远属于我。我忍耐了你所有的缺点，你就永远都不能离开我。

其实，世间根本没什么"一无所求"的人，没有欲求，也就不能称其为生命。表面上"一无所求"的人，求的不是感情反馈、利益回报，而是一种更深远、更巨大的东西——对他人生命的依赖和控制。

封建文化对于放弃自我发展、向男人无私奉献的女人给予很高的道德礼遇。在流行文化中从来不乏甘于奉献的贤妻良母形象。

30年前现象级的热播电视剧《渴望》中的女主角刘慧芳，放弃对自己一片痴情的宋大成，转过身来却以一种近乎自虐的奉献精神，收留、照顾落魄的大学生王沪生。她忍耐他的冷落，原谅他的背叛，忍受他的伤害，用自己宝贵的生命滋养一个无情无义、不懂感恩的男人。这种没有自我、不求回报的天使般的女人，反映了很多男人一厢情愿的幻想——被女人像母亲那样爱着。

母亲交出自己生命的人生，儿女就需要负担双份的义务。你不能有私心，不能走歪路，也不能对自己的人生有超出母亲计划之外的设计。否则，你就是背叛了自己的母亲。你可以承担自己的选择，但母亲承担不起，因为她除了你一无所有。所谓奉献，分明就是那个心怀愧疚的孩子给自己的母亲带上的王冠呀。

奉献和溺爱都是一种隐形的控制，它们的底层逻辑极其相似。在大多数人的理解中，奉献仅指那些有利于儿女成长的正面行为，比如辛勤操劳、无微不至的照顾、放弃自己的追求、成全儿女的事业等。而那些纵容子女缺点，养而不教的行为才叫作溺爱。

当溺爱表现为纵容时，人们很容易识别。但当溺爱表现为自我放弃时，人们就很容易困惑。在这里，我们用奉献来解释并加以区分。其实，两者的性质是一样的，都是依附于对方的生活；其产生的结果也相近，都是让对方更软弱。让人不可思议的是，这两种行为经常存在于同一位母亲身上。

比如说，有些老年女性文化程度不高，职业发展不充分，在家庭中整日为丈夫和子女操劳。现在她的丈夫、子女甚至孙辈已经有所成就，但是忙得可能连陪伴她的时间都没有，人们仍然把这种做法称为奉献。

但是，如果她的丈夫、子女，甚至孙辈都无所成就，有时间也不探视、不帮忙，只是安享她的操劳，那么这种做法十有八九要被称为溺爱。

仅仅因为别人的成就不同，同一种行为就有不同的叫法，这也太奇怪了！

所以我说：奉献和溺爱本是同一类行为，都是自我放弃，听天由命。

如此来看，奉献和溺爱仍然是一种对孩子生命的侵占，是另一种形式的控制。它通过无条件地满足对方所需，来实现对其生命的全方位占有——你所要的我全都能满足，你还需要别人吗？

湖南电视台节目《我家那小子》带"火"了一位男演员——朱雨辰。他的火不是因为他的演技出色，而是因为他的妈妈。这位已经71岁的妈妈，为了照顾她40岁的单身儿子，每天凌晨4点就起床，给他熬梨汁，一熬就是10年。

朱雨辰说，妈妈每天都会为他做鲜榨果汁。他在外拍戏，无论多晚，路途多远，都要回家把果汁喝掉，否则妈妈会伤心。如果朱雨辰住在剧组里不回家，她就把果汁送到剧组去，每个人一份。朱雨辰说：他感觉自己像个桶，随时随地准备接受母爱的灌注。

朱雨辰无论是在家，还是到剧组，无论是酒店还是民宿，他妈妈都跟着，拿一个电磁炉，给儿子做菜。

朱雨辰的妈妈说："我这个人没有自我的。""我是用整个生命去对待我的儿子。"她自称一个人能顶几个菲佣，只要她还做得动，她就会乐此不疲。

在生活中，她的一切都围绕着儿子运行。她是儿子最大的粉丝，在她眼中，儿子就是最帅最优秀的。她会坐在电脑前，一连几个小时为儿子刷票。朱雨辰开微博后，朱妈妈预备了一个本子，抄满了朱雨辰写的每一条微博，连日期都标得整整齐齐。如果哪一天朱雨辰忘了发微博，母亲就会问他为什么不更新。

朱妈妈对儿子的择偶标准要求相当高——以丈夫为中心，照顾他的生活，永远把丈夫和孩子放在第一位。总而言之，就是她自己的翻版。她说儿子也谈过好几次恋爱，每一段恋爱她都干涉了，甚至阻止儿子和女朋友交往。

朱雨辰已过不惑之年，可是在他妈妈看来，他仍然是个需要照顾的孩子。接受采访时，朱雨辰提到，妈妈的无微不至，已经让他不敢反抗。朱雨辰的姐姐也是看到妈妈的"无私奉献"，对婚姻充满恐惧，她害怕承担不了结婚后的责任，所以至今未嫁。

母亲的自我贬抑，反而让儿子成为一个自我发育不全的人，这位深爱儿子的母亲也许很难接受这一点吧？

朱雨辰的母亲70多岁了，说她溺爱儿子，很多人都觉得不好意思，觉得用"奉献"更礼貌一些。但她的确是在溺爱，从儿子小时候溺爱到 40 岁。而朱雨辰的的确确在他母亲的溺爱之下，出现了人格发育不完善的问题，婚恋也受到母亲的干预，到 40 岁还是单身。从这个角度看，单身并非朱雨辰自觉自愿的选择，这其中多多少少受母亲的影响。

溺爱（奉献）者通过放弃自我，达到对另一个人生命的占据。溺爱并非真正的爱，它本出自对独立的恐慌——包括母亲的自我独立和孩子的独立。而真正的爱、健康的爱、成熟的爱是发生在两个独立的生命之间最美好的感情，不应该如此沉重。

疗愈之道："亲密有间"，重建自信

控制行为对人的成长伤害最大的就是抑制了人的自主性，这使人长期处于低自尊的状态，缺乏目标和生活动力，自我评价过低。长期被父母控制的孩子，会变得过分依赖外界的肯定。小时候，为了让父母满意你会拼命努力，父母的严格要求会形成强烈的心理暗示，让人自感低人一等，很难自我肯定、自我激励。

那些最"成功"的控制型父母，他的孩子会是一个老实人，但内心对自己的生活却缺乏真正的热情。因为，这不是他选择的生活，他感受不到生活的意义。父母为孩子选择了专业、职业，规划了一生的道路，却没有告诉孩子：在这种风平浪静的生活中，该怎样感受幸福。看到别人活得那么张扬、自我，他从来没觉得，这种尽兴的生活会和自己有关。

控制欲是一种很难自我觉察和克制的欲望。作为父母，应该意识到控制孩子只会适得其反。因此，父母要努力克制自己干涉、否定、控制孩子生活的欲望，把更多精力用于个人成长，给予孩子充分的尊重、接纳和鼓励。健康的亲子关系应该是"亲密而有间"的，父母有父母的生活，孩子有孩子的空间，每个人都应该为自己负责。

父母控制的影响是深远的。即便父母年事已高，身体和意志都在衰弱，但他们对孩子的精神影响仍会持续。你小时候受到的控制，已经内化到你的精神中，就像一道无形的枷锁，捆住你的手脚，也困住你的精神。你可能羡慕一些人，渴望一些东西，但是心里总有个声音告诉你：那不行，你不配，你得不到。其实，除了这个声音，没有任何力量能阻止你过你想要的生活。

被控制长大的你，最迫切的需要就是建立起对自己的信任。试着不再用父母的眼光去评价一切，包括评价自己，这看起来很难，实际却大有益处。你会发现，做一个独立的、自信的、内心完整的人，是多么幸福。如果说，父母的控制是一种被动的"获得"，那么自我发现、自我建设、自我激励就是一种真正的解放。

第四章

你的牺牲让我羞愧难当

很多女人谈起"为家庭牺牲",心头总是涌起一种神圣感。这可能跟"牺牲"的初始意义有关。

牺牲指的是祭祀用的牲畜。鲜活的生命献祭给祖宗神明之后,就变得很神圣。后来,牺牲又用作动词,指的是为崇高目的而死,比如为国牺牲、为理想牺牲等。再后来,牺牲涵盖的行为更广,神圣性也开始下降。只要为了某种目的而舍弃自我利益,也可以叫牺牲,比如,"他牺牲休息时间帮助同事修理自行车"。

但牺牲总归是一种主动的放弃,如果是被动的,那便是"剥夺"。

传统的家庭观念,出自男人的自私,喜欢鼓励女人牺牲。在资源不足的情况下,有限发展男人,女人当辅助。如果出于双方自愿,也就无可厚非。

但是,当夫妻感情变淡,或者优先发展的男人遇到更大的诱惑,夫妻关系的平衡就会被打破。陈世美中了状元,有资格做皇帝的女婿,秦香莲却是拖着两个孩子的中年妇女。对陈世美来说,停妻再娶的收获,远远大于道德良心的损失。要是没有包公出面,代表道德正义把陈世美杀了,还有谁愿意做贤妻良母?

夫妻之间的利益之争,毕竟还有法律的保护。但是父母和孩子之间的关系,就不是这么简单了。天然的血缘之亲,让母亲们倾向于付出更多。倘若孩子长大后并不依恋母亲,或者没有按照母亲的意愿生活,那么困守家庭的母亲,就会产生巨大的失落。这种感情上的痛苦,简直是无药可救。

因为你，我过得如此痛苦

罪疾感让人感到卑下，失去自尊心。一个丧失自尊心的人是很难走上正确的人生之道的。

——罗素

从人格成长的角度来看，完整、健康、尽责的父爱和母爱不可或缺。但是由于种种原因，某些家庭不能提供这样的环境，孩子在早期家庭中得到的情感支持不足，这是不利于孩子心理健康的。

网上有个很流行的短语——"丧偶式育儿"，说的就是现在很多家庭里，养育孩子成了母亲的专职，父亲成了可有可无的人。母亲们，特别是全职太太们，在一种半封闭的环境里以家务和抚育子女为业，生活圈子狭小，知识更新缓慢，很容易跟孩子发生摩擦。由于丈夫工作繁忙，又得不到足够的情感支持，很多主妇们产生了焦虑和抑郁的情绪，压力无处排解，只能和自己的孩子"死磕"。孩子除了上学，大部分时间都和母亲待在一起，感情空间狭窄，即使有了矛盾也无人调解，负面情绪无处释放，影响了孩子健康成长，也让母亲心力交瘁。

在单亲家庭中，成长环境就更糟糕。单亲家长既要养家，又要承担抚育之责。不堪重负的家长们，甚至成了家庭问题的来源，折磨着幼小的孩子。"我是为你牺牲"，成了一些单身家长的口头禅。就算他们没有直接说出来，他们的一举一动、一言一行，也都透露出这样的信息。自己的幸福是以父母亲的痛苦为代价，会让孩子背上道德的重负，被愧疚感折磨。

明宇上了大学之后，每次放假回家就会和母亲上演争夺战。明宇希望住在姥姥姥爷家，而明宇妈妈却希望他回家。有一次因为叫明宇回家叫不动，妈妈就冲上来夺明宇的电脑。明宇一米八几，身体很壮实，他一闪身，妈妈扑了个空，便蹲下哭了起来。

明宇惊呆了。这么多年，他眼中的妈妈一直都是坚强的形象，尽管每天忙得像陀螺一样，但从没见她哭过。哪怕明宇有种种的"不争气""不懂事"，妈妈也没有掉过眼泪，只是用各种唠叨表达对他的不满。他第一次知道，原来妈妈也会有这么脆弱的时候。姥姥走过来扶起妈妈，让明宇收拾东西跟妈妈走。明宇觉得很羞愧，因为自己的缘故，让妈妈承受这么大的痛苦。

回家的路上，妈妈边回忆边说出她这么多年的不易：明宇小时候生病，她怎么一个人背着他跑医院，忙到晚上10点多都没吃饭；明宇小升初的时候，她怎么带着他一个学校一个学校地跑，受了多少白眼；明宇考高中的时候，为了给明宇交补习班的费用，她怎么舍不得吃舍不得穿……

妈妈沉醉在悲哀的讲述中，仿佛永远不会停止。她的自怨自艾像一张无所不在的网，覆盖了她自己，也笼罩着明宇。妈妈身边的气氛是如此沉重，让他时刻想逃离。

妈妈说的这些事情，明宇大部分都记得，只是经过妈妈的口讲出来，就显得格外沉重。明宇记忆中的生活，完全不是这个样子。他曾经的生活是温暖的、安定的，小时候满地的玩具，读不完的绘本，简单但美味的一日三餐，欧式建筑的校园，宽敞明亮的图书馆，刚洗的散发着好闻味道的校服……虽然很多画面中都隐隐有妈妈的影子，但他自己才是画面的中心，而妈妈则是带来安全感的那个人。

如今，经过妈妈的陈述，这一切都变了味道。原来那些让他感到温馨、幸福的一切，都是牺牲妈妈换来的。他觉得在妈妈的眼里，他就是一个填不满的无底洞，一个不懂得感恩的无耻之徒。

为孩子的幸福而牺牲自己，这是很多单亲母亲的做法，这种虚幻的崇高感让她们的感情世界变得单薄脆弱。似乎只有孩子出人头地了，才能补偿她们这么多年的含辛茹苦。

但就算孩子最终能够出人头地，拥有普通人双倍的成就，也不能弥补母亲的感情空白。夫妻之爱在于相守，而养育的目的是分离，这是亲子之爱的真正价值。你不可能用一种必将分离的关系来填补对长相厮守的渴望。如果孩子未来的生活只是为了满足母亲的需要，这其实是对孩子人生的剥夺。

单亲妈妈由于种种原因没有再婚，独自承担照料孩子的责任，这本是她个人的选择。孩子本人对此无能为力，也没有道德责任。

母亲心中"未得到的幸福"是她自己主动放弃的，而不是被孩子夺走的。

牺牲，本不应该存在于家庭之中。感情关系讲究的是平等，只有平等的感情才是健康的，才能给双方带来取之不尽的快乐。我爱你，是因为我有足够的爱想要付出，而不是想拿来换取什么。

从这个角度看，愧疚感更像是一种"自愧"，牺牲者因为无法面对自我价值的失落，所以把消极的情绪指向"享用者"。而"享用者"在不知不觉间变成了情感关系中的"负债者"，他只有诚惶诚恐地生活，才能对得起对方的"付出"。愧疚感是一种情感的依赖和隐形的勒索——如果你不陪伴我，你就是忘恩负义的人。试问，有几个孩子能承担这样的道德指责？顶着愧疚感生活，会让人惭愧惶恐，自我怀疑，缺乏自信。

让人愧疚的爱一定不是健康的爱，它是残缺的心灵散发的毒素。它毒害的不仅是被爱者的心灵，也是彼此的关系。

疗愈之道：坦然无愧地做你自己

单亲家庭道德债务主动权在家长手里。家长不是高尚纯洁的"牺牲者"，孩子也不是厚颜无耻的"享用者"。双方只是因为过去的选择而结伴生活。生活是压抑、委屈，还是充实、快乐，都由自己决定。

沉浸在牺牲情感中的家长，给孩子做了一个很不好的示范——

在亲密关系中，只需为对方不断付出，就能占据道德优势，掌握责备对方的权力。这种模式让原本单纯的感情变得沉重、复杂、有条件、不平等。"牺牲者"对"享用者"的指责，会让对方背上沉重的感情债务，令双方都活得沉重无比。

如果孩子习惯了这种感情模式，他理解的亲密关系，只存在"委屈的好人"和"忘恩负义之辈"两种角色，双方都不会幸福。不付出，怕孤独；付出了，怕辜负，怎么都不快乐。

如果你的父亲或母亲说"都是为了你，我才……"时，不要辩解，也不要急于承诺"长大了，我会尽力回报"。你的生活属于你自己，你不是为了报恩才来到这个世界的。你不需要在愧疚中自责不已，也不必谨小慎微。无论你出生在什么样的家庭，你都有权力，也有能力过上幸福的生活。你没有义务为了满足家长的意愿而无底线妥协，委屈自己。

坦然无愧地做你自己，追求你想要的生活吧。你的精彩虽然无法弥补他们的失落，至少可以让他们看到：为自己而活的人有多幸福。

"我难过，你也别想快乐"

爱和对爱的病态需要这两者之间的差别就在于：在真正的爱中，爱的感受是最主要的；而在病态的爱中，最主要的感受乃是安全感的需要，爱的错觉不过是次要的感受罢了。

——卡伦·霍妮

单亲家长最常见的一种感情，就是觉得对不起自己的孩子，什么都想给孩子最好的。因为缺少来自伴侣的感情支持，以及家庭经济上的压力，单亲家长的生活比普通家长艰难得多。长时间在这种高压的状态下生活，他们堆积了很多负面的情绪。他们经常不由自主地以牺牲者自居，对子女寄予厚望的同时，又不能承担子女成长中的曲折，感情上十分脆弱。

一面对孩子期待很高，倾向于严格管教；一面又舍不得孩子吃苦，对孩子关爱过多。很多单亲妈妈在感情的两极中徘徊，内心的纠结让她们对孩子的态度飘忽不定，充满矛盾。"打完一巴掌又搂着孩子哭""刚给完甜枣又威胁要夺走"是很多单亲家庭经常上演的闹剧。在这种氛围中成长的孩子，很难清楚地自我定位。有时是"全村的希望"，有时又是"不争气的孩子"。孩子的自我认知随着家长情感的起伏，在两极之间来回拉扯，这种状态很不健康，会严重妨碍健康成长。

阿萍 18 岁了，看身量却不过十四五岁，肥大的校服包裹着她瘦小的身体。头发好像很长时间没有洗过，也没有修剪，整个人显得懒散，神情恍惚。我见到她的时候，距离高考已经不到 2 个月。

阿萍的学习状态很差，她想努力，又受不了学习的压力，因此效率很低。她隐约觉得自己对妈妈有一份责任，但这份责任又太过重大。她不敢想象高考失利之后的情形，只能躲在自己的世界里，茫茫然地混日子。未来让她向往，又让她恐惧。

阿萍上小学的时候父母离婚，阿萍跟了妈妈。妈妈文化程度不高，每月工资只有几千元。迫于生计，阿萍妈妈又找了一份兼职。这样一来，妈妈就没有多少时间陪伴她了。有一次，阿萍热饭菜的时候把自己烫伤，妈妈就不让她动煤气，买了个微波炉给她热饭菜用。因为治病和买微波炉花了钱，妈妈很心疼，不时把这件事拿出来唠叨两句。

小学作业不多，阿萍很想出去玩，但是妈妈只许她每天出去 1 个小时，但只能在楼下玩，不准跑远。为了保障阿萍的安全，妈妈委托楼下的邻居帮忙照看。老人家怕担责任，更是哪儿也不让阿萍去，到了时间就赶紧催她回家。

有一次，阿萍回屋的时候，一个大学生模样的年轻人跟着阿萍回家，问了阿萍一些问题。正巧妈妈回家，见家里有陌生人，不由得大惊小怪起来。后来跟物业核实，才知道那人不是坏人，只是志愿者。那人走后，妈妈顾不上做饭，叮嘱阿萍不许陌生人进门，还讲了很多家里被盗、小孩被拐走这样可怕的故事。阿萍从没见过妈妈这么紧张、生气，心里惶惶不安，从此对陌生人产生了恐惧感，越发不敢出门和别人说话了。

小升初的时候，阿萍上了一个很一般的学校。妈妈很担心，于是拿出钱来给阿萍报补习班，希望她能考个好高中。阿萍妈妈是高中学历，很难指导阿萍。她只想到最原始的方式——多看书，多做题。她从各种渠道弄来各种教辅材料，亲自督促她一遍一遍地做。

从宽松骤然变得严苛，阿萍很不适应。再加上青春期的缘故，整个初中阶段，阿萍跟妈妈冲突得很厉害。每次考试发完成绩，阿萍都很紧张，因为十有八九又会是一场大哭小叫的闹剧。妈妈在情急之下还打过她两巴掌。

妈妈告诉阿萍：前几年有人给她介绍过对象，但她担心后爸对孩子不好，就没有谈。阿萍觉得愧疚，认为自己拖累了妈妈。

阿萍中考发挥得还算不错，考入一所公立高中。录取通知书下来那天，妈妈捧着录取通知书哭了半天。

高中学校离家远，阿萍只能住校。她性格内向，交不到朋友，每天过得很无聊。阿萍初中基础差，学习跟不上，回家又不敢跟妈妈说。有一次月考，她考了个不及格，老师要求把卷子拿回去让家长签字。为了应付老师，阿萍偷偷模仿妈妈的笔迹签了字。后来，这样的事她又干过几回。

期末考试，阿萍考了个年级倒数第五。家长会后，老师把成绩差的学生的家长留下来，阿萍妈妈才知道真相。回到家里，妈妈刚要发火，就发现阿萍脸色不好，她的额头烫得吓人。妈妈只能先送她去医院。

从那以后，好像条件反射一样，只要考试成绩不好，阿萍就会病一场。要么发高烧，要么拉肚子，总之，要让妈妈不忍心批评她。到了高一下学期，阿萍开始情绪低落，难以正常学习。去医院检查才发现，阿萍患上了轻度抑郁症，开始服药治疗。从高二上学期，阿萍就开始断断续续请假。高三开学，阿萍就不愿意去学校了。

疗愈之道：给自己松绑

母亲要坚强

在现实生活中，很多单亲家长是家庭矛盾的问题方，他们的心理健康状况令人担忧。尤其是单身妈妈，她们生活压力大，心理承受能力差，遇到压力性事件容易反应过度，陷入不良情绪，家里整天阴云密布，让孩子感觉压抑。有的妈妈不善于自我调节，情绪起伏大，让孩子整天看脸色行事；有的妈妈发生退缩反应，变得脆弱、依赖，反过来向孩子倾诉、求助，让孩子承担不应有的压力；有的妈妈发生认知扭曲，认为孩子牵累自己，动辄抱怨、指责；有的妈妈对孩子期待过高，要求太严，经常责罚孩子，让孩子生活在紧张、恐惧中。

走出单亲家庭的情绪陷阱，家长们负有不可推卸的责任。既然选择了现在的生活，就要努力把它过好。孩子是无辜的，他们有自己的生活，不能要求孩子为自己的幸福负责。

生活要开放

单亲家庭的结构比较单一，缺乏足够的社会支撑，以及宣泄情绪的渠道，消极的情绪只能在内部循环。单身家长和孩子都应该保持跟外界交流，有意识地多去外面走走，保持多样的社会连接，这样才能打破封闭、化解不良情绪。

孩子要轻松

其实，孩子通常比父母想象的更敏感，他们能察觉到家长细微的情绪变化，透过他们努力掩饰的外表感受到他们内心的情绪。"都是因为我，妈妈才会不开心"，很多跟单亲妈妈生活的孩子会陷入惶恐和自责之中。单亲妈妈对前夫的怨怼和疏远，让孩子在心理和生活上更加依赖妈妈。很多时候，妈妈只是患了一次情绪感冒，但在孩子看来，却是危及自己生存的大事。对单亲家庭的孩子来说，最大的困难就是和家长的负面情绪隔离，而只接收那些正向的、积极的、健康的情绪。但这却是必须的。孩子有权活得像个孩子，而不是一个忧心忡忡、诚惶诚恐的小大人。"我可以帮助你，但不想做你的情绪垃圾桶"，这句话可以成为孩子们保护自己的理由。

单亲家庭的孩子，可能会不自觉地给自己更大的压力，比如说"让母亲更开心一点""帮父母协调矛盾、弥补裂痕"。这样的任务已经超出了孩子的能力范畴。无论是调节情绪的能力，还是改善生活的手段，成年人都比孩子要强得多。人只能对自己管得了的事负责，超出自己的能力范围就会烦恼。你不必给自己背上沉重的包袱。家长开不开心，归根结底并不影响你好好生活。你还有学业，有朋友，有未来。父母的婚姻破裂是一种遗憾，世上本来没有完美的家庭、完美的生活。接受现实的不完美，在自己力所能及的事情上努力，而不是被动地等待结果，如此，你才能成为自己生活的主人。

"牺牲者慈母"不值得被歌颂

其实，有些感情是，如果把它戏剧化，就光剩下戏剧了，母爱尤其是。

——张爱玲

60岁的农村妇女桂荣表示：自从婆婆去世后，她才觉得生活有了滋味：

我婆婆是旧社会大户人家的小姐出身，从小好吃好喝过来的。后来家庭败落了，嫁给普通农民，总觉得受了委屈。结婚不到10年，公公就去世了，婆婆自己拉扯着3个儿子1个女儿，苦苦煎熬，总算把孩子都拉扯大了。多年的媳妇熬成婆，这下她可掌了权，家里就是她一个人说了算。要是不听她的，她就闹，闹大了还动手呢。孩子们看在妈妈守寡的分上，都不跟她一般计较，凡事都让着她。

我们结婚之后，所有的收入都要上交，日常的花销都是婆婆管着，买个针头线脑都要说个来历。花钱不方便还好说，就是平时生活规矩太多了，就像管小孩那么管我们。有时正吃着饭，忽然筷子就扔过来，吓你一跳。别的事就不用提了，反正一天到晚就是听唠叨，没有个清静时候。

不单我们，连我们的孩子上学工作啥的，也都得听她的。不听她的，她真能给你闹黄喽。我们儿子考高中的时候，想去市里上学，婆婆非不让去，说怕离家远学坏。其实她就是自私，怕孩子念书地方太远，自己得急病什么的看不见孙子。

我不想耽误孩子，就偷偷把名给报上了。老太太不知道听哪个邻居说我们孩子考上市里的学校了，气得急忙拄着拐杖回来了，到家就把我叫进屋，非要我跪下。我不跪，她就拿拐杖打我的腿。我老头子不敢说自己的母亲，自己替我跪下，说都是他的主意，要打就打他吧，老太太愣是打了几棍子。

老头子被他妈管得窝囊了一辈子，啥事都拿不了主意，没少挨外人欺负，连儿子都看不起他爸。老太太活着的时候，钱都是她把着。现在老太太没了，他当家竟还不习惯。他耳根子软，别人开口跟他借钱，他磨不开面儿，几十万地往外借。轮到自己用钱不方便时，也不好意思跟人要。我就说，咱妈就是你的主心骨，咱妈走了，你连魂儿都没了。

众所周知，传统家庭是以父子关系为核心的，媳妇其实是家里的"外姓人"。小时候我去乡下叔叔家，吃饭的时候婶婶是不上桌的。前两年，网上有新闻说，一位北京女孩婚后去河南婆家过年，各种忙活做饭、低眉顺眼，吃饭却不让上桌，女孩一生气就把饭桌掀了。

在旧式家庭里，结了婚的女人是没有个人价值的，她唯一的价值就体现在养育子女、为丈夫和儿子牺牲上。如果父亲去世后，孩子还没有成年，只能由母亲暂代家长职责。如此一来，"贤妻良母"必然是自我牺牲的模范。如果她追求个人幸福，没有把教育孩子和维系家族当成头等大事，那么她就是个异类，不配被缅怀、祭奠。于是，很多离异或丧偶女性只能把余生的幸福寄托在子女的成才上，以牺牲为荣。

在传统的家庭里，父亲就是家庭里的"君主"。如果父亲不幸早逝，留下的权力真空就有两个人可以填补，第一位自然是这个家的长子，所谓长兄如父。如果长子还没有成年，那么品德高尚的寡母就会取而代之。

何谓品德高尚？那就是必须清心寡欲，生活简朴，持家严谨，再者就是恪守家规。父亲定下的规矩，寡母必须不折不扣地执行，甚至要变本加厉。这样的寡母虽然形体是女人，但内在精神已经完全是一个男人了。她已成为家族合格的继承者，家里最有权势的人。

苦命的母亲通过主动放弃自己的幸福——再嫁，在家族中获得崇高的道德地位，进而获得权力。在过去，寡妇是不能穿漂亮衣服的，也不能喜好娱乐，清苦的生活就是她获得权力的代价。寡妇对家庭的牺牲让孩子肃然起敬。在孩子的心中，寡母已经有了与父亲一般的地位。压力和责任让她神经紧张，为了家族的振兴和孩子的成才，她大概率会是个严父二世，而不再是以前的慈母形象。

历史上有很多名人是由寡母抚养长大。他们自幼勤奋好学，品德良好，长大后勤谨自律，表现卓越，有很强的道德感。在人群中，你能很容易认出那些由寡母或女性抚养长大的孩子，特别是其中的优秀者。他们大多性格安静，言行举止很克制，有良好的教养，很懂得体贴人，学业优秀，自觉上进。跟一般由双亲抚养长大的孩子相比，他们的性格更敏感、柔和，不喜欢与人冲突。如果是男性，则偏被动；如果是女性，则偏单纯。因为寡母的后半生呈现男性化的社会特征，容易对孩子严以管教，这会导致孩子的性格不够开朗，自信不足。

著名翻译家傅雷是由坚强而严厉的寡母抚养长大。傅雷 4 岁丧父，母亲李欲振以一己之力支撑着傅氏家业，将全部希望寄托在傅雷身上。母亲对傅雷的管束，严格到不近人情的地步。傅雷读书时，她亲自督导，只要书房里的读书声稍一停下，戒尺就会狂风暴雨般地落到傅雷头上。傅雷若是顽劣得紧，她就直接关上房门让傅雷在外面冻半宿。有一次傅雷半夜惊醒，发现被母亲裹在一个布袋子里面，要拖到离家不远的水塘沉下去，幸好被邻居发现才将他救下。母亲甚至还试过在家里上吊，以死相逼，希望傅雷能够"用功上进，好好读书"。在傅雷的自述中，他"十六岁尚夏楚（体罚儿童的工具）不离身"，自己的童年回忆"只见愁容，不闻笑声"。

比起父亲，母亲的美德更不容置疑。因为母亲确乎有温柔慈爱的一面，这是她们的天性。名人们成年后对母亲的回忆、歌颂，从心理学角度讲，其实也是自我疗愈的一部分。虽然在童年遭遇可怕的对待，但他们通过顽强的自我生命力和智慧战胜了它，化解了它。他们高尚的情操、勤谨的美德，有一部分起源于母亲的管教，但其中起决定作用的仍是他们自己。结果的美妙，不代表过往绝对正确；个例的优秀，不代表普遍适用。

疗愈之道：给母亲松绑

母亲值得被歌颂，因为她们是生命的起源。母爱的温暖、慈爱、亲切、感人，仿佛大地之母生生不息的博大生命力，呵护弱小生命的成长，给予无私的爱护。母亲不应该去模仿严父，甚至变本加厉，这是母爱的反面，绝非母爱的本质。那种向家族的效忠，那种种自我牺牲，是对母亲生命价值的否认和埋葬，是残忍的，不值得被歌颂。我们越是歌颂母亲的牺牲，越是把她向痛苦里推，向绝望里推，向不近人情里推。

牺牲，不应该是母爱的最高形式。

牺牲与回报——被捆绑的生命轮回

爱，除了自身，别无所予；除了自身，别无所求。爱不占有，也不被占有。爱，有了自己就够了。

——纪伯伦

牺牲行为的本质就是不求回报，如果有回报，那就不是牺牲，而是利益的交换。牺牲者得到的，只有道德荣誉。

然而在家庭中，每个成员都是有血有肉、有感情、有良知的生命个体，人们对父母的牺牲不可能无动于衷。在中国家庭里，牺牲的回报是现实可见的，那就是子女的孝顺，"父慈子孝"是一个完整的逻辑链条。父辈的牺牲换来儿女的感恩回报，一代一代地向下输血，又一代一代地向上奉献。中国人的人生幸福，似乎只有在"为别人"的旗号下才能心安理得地享有。

替换：如此，传统式的理想家庭就出来了：为子女牺牲自我的勤劳正直的父母，懂得感恩、加倍回报父母的孩子。他们互相哺养，互相依赖，结成一个紧密的机体，共同抵御外界的风雨。在这种"理想家庭"中，爱情不是必要的，个性也不是必需的，牺牲与回报的捆绑，让爱丧失了本来的纯真。

我爱我的父母，不是因为他们为我奉献，而是因为出自我健康生命的本能。我爱自己的子女，也同样发自内心，不需要任何条件，他只要活成他自己想要的样子，活得健康快乐，就足够了，不是吗？

以孝的名义，捆绑付出与回报的血缘关系，以道德之名捆绑两代人的人生，这样对吗？做子女的必须优先并且充分考虑父母的需要，然后才能考虑个人的发展，这样对吗？

2016 年，随着电视剧《欢乐颂》播出，"扶弟魔"一词迅速变成网络热词。"扶弟魔"指的是，受重男轻女观念影响的多子家庭中的年长女儿，通常因受到家庭的影响，会对自己的弟弟不计成本地奉献，四舍五入就是弟弟的"第二个妈"。

"扶弟魔"的产生，是中国社会转型期的矛盾在家庭中的反映。在求学和就业方面，男女平等观发展得更快、水平更高。所以，更多的女性通过良好的教育和个人勤奋自律实现了阶层上升。而这个家庭里的男人们，仍然受惠于传统观念，在家庭中有较高的地位，自我发展动力不足，而且对新的经济模式不适应，容易安于现状，个人发展缓慢甚至停滞。

"扶弟魔"的出现，从积极意义上说，是女性地位提高的表现。从消极意义上说，充分发展的女性，仍然受到传统保守家庭的压榨。

《欢乐颂》中的樊胜美，是一位标准的"扶弟魔"，只不过她"扶"的是自己的哥哥。樊胜美是一位外企资深 HR，貌美可人，却偏偏生长在重男轻女的贫寒家庭。父母的不公让她耿耿于怀，工作后更是屡屡被兄长拖累，赚来的钱全填了家里的无底洞。樊胜美讲义气、好帮忙，更爱打肿脸充胖子，哪怕再艰难窘迫，也不愿意在别人面前露出疲态。善良和虚荣是她的一体两面，让人感叹更让人唏嘘。

《欢乐颂》的播出，触痛了曾受到父母不公对待的女儿的心。樊胜美的母亲无所顾忌地偏疼儿子、压榨女儿，让很多感同身受的网友切齿痛恨。

樊胜美的家庭是绝对的奇葩家庭，父母一味地压榨女儿，哥哥不务正业却总觉得是妹妹欠他的，樊胜美一个人养着这个风雨飘摇的家，却得不到家人的一点认可，这样吸血鬼似的家庭真心让人望而却步！

樊胜美这一角色将一个被歧视、被剥削的女儿形象充分展现出来。《欢乐颂》里樊胜美的母亲，还有《都挺好》里的苏大强，不再是"为子女奉献一生，任劳任怨"的标准父母形象，而是自私、跋扈、任性的父母。然而他们用来向子女索求的理由，仍然是传统孝道的逻辑：我养育了你，你得回报我。

这两部剧的热播是影视文化界的一件大事，也是一件好事，这充分证明了现在已经有越来越多的人开始反思孝道文化。当"牺牲者慈母"走下神坛的一刻，就是现实中的母亲获得解放的那一天。除了为儿女牺牲，母亲也可以有她个人的人生价值。"我牺牲，你回报"的模式发展到极致，对两代人都是不公平的。

总而言之，"牺牲者慈母"在被家族利益绑架之后，又被孝道文化美化了。她们高尚的外表下却是苦涩的内心，这样的母亲其实是另类的。而"扶弟魔"式的被剥削的女儿，则是"牺牲者慈母"的替代品，这反映的仍然是对女性人生价值的否定。

"樊胜美们"的父母，心中有一个荒谬的逻辑：女人就应该为家族奉献。樊胜美的母亲不是一个"牺牲者"，却也是一个被异化的母亲，因为她身为女性，却支持剥夺女人的幸福。她自己无力做一个有求必应的"牺牲者"，就把"道德"的重任转嫁到女儿身上。

在父权主导的家庭里，有的母亲和女儿之间会存在感情的淡漠和隔阂。因为女儿总有一天会成为别人家的媳妇，成为另一个家庭的牺牲者。如果她注定要为男人牺牲，为什么不牺牲给自己的儿子？你的生命都是我给的，现在，轮到你付出了。

2009年，30岁的湖北女子杨元元，在大学毕业7年后考取上海海事大学的研究生。入学两个多月后，杨元元在宿舍卫生间用两条系在一起的毛巾挂在水龙头上自缢身亡。水龙头的高度离地面不足 1 米，所以杨元元是用半蹲姿势结束了自己的生命。如果在这个过程中杨元元有任何悔意，完全可以站起来。杨元元这样坚定地求死，可见其内心的痛苦已经压倒了求生的本能。

杨元元大学毕业后，为了改变命运做过很多努力。她参加校招、打工、考公务员、考研等，每次都有所成，但杨母每次都不满意，她反对的理由不是"离家太远"，就是"赚钱太少"，而只有考研获得了杨母的赞许。

杨元元 6 岁丧父，下面还有一个弟弟。从杨元元上大学开始，杨母就一直和杨元元住在一起。在杨元元自杀前一个星期，校方拒绝再让杨母进入学生宿舍。杨元元在遗书中留下这样一句话："都说知识改变命运，我读了这么多书，却没有改变命运。"一开始，人们都指责校方无情，认为这是一场由贫困和冷漠导致的悲剧。

后来，更多的事实为公众所知：杨母不过 50 多岁，有退休金。杨元元大学毕业 7 年，也有些积蓄。这个家庭走到这一步，最大的困难不是缺钱，而是杨母一直坚持和女儿住在一起。杨元元已经 30 岁了，还没有谈恋爱。因为与母亲同住宿舍，她除了上课之外基本没有社交活动。杨元元奋斗到 30 岁，却还没有自己的生活，她的生命似乎只为"回报母亲"存在着。

"牺牲与回报"就像一个解不开的死结，窒息了美好的亲情，耽误了孩子的未来。这种沉重的亲情，不要也罢。家庭本应该是爱的集合，爱的付出应该是快乐和无条件的，为何父母之爱要被美化为"牺牲"，儿女之爱就被贬低为"回报"？父母满怀悲情的"牺牲"，不仅让他们自己活得黯然无光，也让孩子失去了爱的自由。打破牺牲与回报的捆绑，恢复爱的本来面目，会让两代人都活得更轻松。

疗愈之道：敢于拒绝情感勒索，学会欣赏自己

重男轻女家庭中长大的女孩，从小受到环境的暗示，容易产生"自卑－报复"的心理。其中的逻辑链条是：你看不起我、贬低我，我越要证明我有价值、值得更多的关注。这个逻辑是"有条件的父母之爱"的副产品——你不"懂事"、不优秀就不配得到爱。

"扶弟魔"们内心都隐藏着对父母关注的渴求，所以一旦有机会证明自己的价值，比如为父母花钱，资助兄弟买房、创业等，虽然内心纠结，但后来多少都会妥协。给钱，甚至加倍地给，就成了向所有人展示自己价值的手段。你是骄傲的，又是卑微的，但你本来不必如此。

学会欣赏自己，理解自己的内心空洞，打破"以付出换重视"的底层认知，你会真正解脱自己，活得更轻松。

当你不再把"做个委屈而令父母骄傲的女儿"当作生活的目标，你就会发现，对父母说"不"其实一点都不难。你可以在一些小事上妥协，但大节上必须坚守原则，保护自己。在小事上妥协，是考虑到父母陈旧的观念，让他们有一个适应的过程，最终还是要回到"以自我为重点"的轨道上来。

第五章

冷漠造成的伤害你无法想象

爱是最好的教育，爱是个人成长的精神养料。没有爱，孩子就长不大，个人就不会完善。

一个被好好爱过的孩子，心灵是健康且丰盈的，他会被激发出最大的生命潜力，既能自我实现，又能造福社会。

一个被父母忽视、冷落的孩子，内心会留下一块难以填充的空白。在未来的人生中，他会感到孤独、空虚、无助，他会在亲密关系方面遇到更多困难、挫折，这也会给他身边的人带来烦恼和困惑。

对幼小的孩子来说，父母给他们的生活，就是他们的全部世界。当孩子渴求父母的爱，却被冷漠、忽视，这种打击会严重挫伤孩子的心灵，损耗生命能量，阻碍健康成长。

情感是生命存在的最真切的反应，无视一个人的情感，就是无视他人的生命体验。发生在父母和孩子之间的情感忽视，会妨碍孩子形成健康、积极的人格，建立和谐的亲密关系，以及感受幸福。

对我的情感，你不要视而不见

孤独并不是来自身边无人。感到孤独的真正原因是一个人无法与他人交流对其最要紧的感受。

——卡尔·荣格

4岁时，我第一次意识到父母可能以我为耻，我感到悲哀和愤怒。

因为一些原因，我们全家来到农村生活。有一次，我随一帮小孩去捡稻穗，一位中年妇女跟我说："你看，这么捡多慢，那边有成捆的，抱回去一捆比你捡一天还多。"于是我就走过去抱起一捆，结果引起哄堂大笑。

捉弄小孩是很多成年人喜欢的"娱乐"。让我伤心的是，我的母亲也加入了嘲笑的行列，笑得前仰后合。那一刻，我感到一种明显的恶意。我很伤心，我的母亲竟然以我为耻。也许在她心中，这样做显得合群，没有包庇自己的孩子，更容易融入群体。但对我来说，当众受辱让我脆弱、羞耻、孤独。这次经历让我在获得群体认可上留下不愉快的体验，以后再遇到类似情境，不愉快的感觉就会再次浮现。

孩子也是有尊严和需要"体面"的。如果我的母亲不是站在群体的立场上一起哈哈笑，而是蹲下来安慰我，那么我体验到的负面情绪就会被很好地消化。如果母亲能够考虑我的自尊，让我以孩子的体面方式离开，那么我会更倾向于把这件事看作尴尬但有趣的插曲，而不是创伤性记忆。很多时候，父母只是做了当时他们觉得很自然的反应，却没有注意到孩子的情感需求。在孩子感到孤立和困惑的时候，他们最需要的是来自父母的情感支持。可惜，很多父母对此毫无觉察。

人需要在父母身上体会到足够的爱、信任与支持，才可能建立对世界的信任。相比成年人，孩子要弱小得多，跌倒会让他痛，黑暗会令他恐惧，同龄伙伴的欺辱会让他愤怒，这些都是最真实的感受。忽略孩子的情绪反应，觉得小孩子发脾气、哭鼻子"没什么要紧""过一会儿就好"，就会错过接纳孩子真实自我的机会，让孩子体会到情感忽视的痛苦。

很多父母喜欢教孩子"战胜软弱""控制情绪"，从孩子的角度理解这件事就是，"软弱是可耻的，我应该把它忽视掉""有情绪是错误的，我应该把它掩饰起来"。父母的态度让孩子觉得：人应该为自己真实的反应羞愧。这是对自我认知的挫伤。

"不要在孩子流泪的时候讲道理"应该成为一个共识。因为"讲道理"是一种干涉行为，而干涉就是否认、压制，对幼小的孩子来说，这种行为很恶劣。成年人情绪激动时，尚且需要一段时间冷静下来，何况孩子。所以，做父母的只需要把孩子抱在怀里，告诉他：你能理解他的感受，而不要着急评价——"这不好""这不礼貌"，也不要强令孩子"冷静下来"。对于孩子的情绪，父母要尽可能地只接纳孩子的情绪，不评价，更不要拒绝和压制。这是一个重要的原则。

研究表明：如果父母没有对孩子的情感需求做出足够的回应，他将来就容易成为被霸凌的对象。

其实，人的情绪是与生俱来的，你的感觉，是来自你身体最有价值的信息。情绪的存在可以帮助我们对周围的世界做出正确的反应，从而保护我们的生命。

比如说，恐惧会让我们逃离危险的境地，愤怒可以推动我们反击别人的侵犯，悲伤告诉我们正在失去一些重要的东西，痛苦促使我们改变……听从自己的内心，可以让我们做出对自己有益的事情，这是生命的本能，也是生命的价值所在。

但是，如果一个人在童年时遭受了父母的情感忽视，他就会习惯掩饰内心的真实感受，甚至他都不知道怎样的反应是对的。所以，当他需要本能的直觉帮自己做出正确的判断时，他会收不到来自内心深处的正确信号。

可想而知，当面对霸凌者时，一个与最深处的自我隔绝，只靠"理性和良知"来指导自己的人，会把自己置于危险的境地。他可能意识不到身体的呼唤："小心！""躲开这个人！"或"反击！"

一个人如果关闭了通往内心世界的门，他就无从自信，无从捍卫自己的利益。即使意识到受到了不公正的对待或成为受虐对象，也不知道应该怎么反击。

和很多老实、善良的父母一样，我的父母也喜欢教育我和我的姐姐们不要跟别的孩子打架。尤其是我的父亲，如果他撞见我们跟其他孩子有冲突，他会不问青红皂白就责怪我们，禁止我们做出任何还击行为。这样的要求会让我觉得自己的愤怒是不被允许的，我必须学会压抑自己的愤怒。

长期经受这样的管束，我发现哪怕自己的合法利益被侵占，我也很难说不，这让我非常沮丧。

我记得在小学二三年的时候，学校运动会上，我去卫生间之前把所有的东西都放在座位上。当我返回座位的时候，运动会已经结束了，在混乱的退场中，我的军用水壶被撞倒在地，崭新的水壶盖滚落到几米开外，被一位年长的学生捡走了。我跟在他后面，直到他家门口，我也没有勇气开口跟他要本属于我的东西。

情绪与情感，是人们感知世界的第一步，是构建自我精神世界的起点。一个人格健全的人，一定是情感和理智均衡发展的人。他不会否认和回避自己的情感，也能接纳和宽容别人的情感。情感不会让我们更软弱，只会让我们的精神更健康，让我们的生命更丰盈、更有弹性。在任何时候，恰当的情感表达，既不会损伤自己，也不会危及他人的安全。

情感需要被"看见"，对他人的情感视而不见，就是否认和拒绝接受对方的真实自我。父母对孩子的情感反应视而不见，就是在否认孩子的情感价值，会给孩子带来挫败感和自我认知的混乱。

有一次，我带儿子去小区的儿童乐园玩。一位30来岁的父亲，把他三四岁的儿子抱到3米多高的攀爬架上，让他往高处爬。

那个架子只有垂直于地面的几档栏杆，除此别无支撑。孩子很害怕，不肯往上爬。父亲觉得不耐烦，掰着孩子的小胳膊小腿，把他往架子顶上推。孩子嚷嚷着要下去。父亲斥责他软弱，拒绝帮助他。

围观者中的老人劝父亲把儿子抱下来算了，孩子开始哭起来。父亲觉得很没面子，甩手走开。孩子哆哆嗦嗦往下退，等退到最后一格时，他一脚踩空摔倒在地。孩子"哇"一声大哭起来，他父亲就像没听见一样，背对着他。孩子哭了一会儿，走到他父亲身边，拉了一下父亲的衣襟。父亲立即甩脱了孩子的手，指着他说："不许哭，给我憋回去。"孩子小嘴瘪瘪的，眼泪在眼圈里打转。"不许哭，再哭我就不要你！多大的事，看你熊的。丢人！"在父亲严厉的斥责之下，孩子好不容易才"憋"住了眼泪。

我想，这个孩子长大后，可能会成为一位沉默坚强的男子汉，不再当众流露感情。因为儿时的经验告诉他：恐惧是令人羞耻的、不被允许的。当他面对人生的艰难时，他会选择独自承担，即使承受不了，也不会向别人求助。他很难信任别人，因为他最信任的父亲在他最害怕的时候撒手不管。他会极力否认自己有弱点，否认需要别人的帮助，把自己的心封闭起来。因为当年那个小男孩体会到的恐惧，全部被否认了。

独自生长的女孩，你会不会缺爱？

> 向随便什么人征求意见，叙述自己的痛苦，这会是一种幸福，可以跟穿越炎热沙漠的不幸者，从天上接到一滴凉水时的幸福相比。
>
> ——司汤达

人们通常认为，只有收入不高、忙于谋生、无暇照料的父母才会忽视自己的孩子。但是，这种认识远远不能覆盖所有的情感忽视行为。事实上，几乎所有的父母都不同程度地忽视过自己的孩子。

以下这些态度都可能导致情感忽视：

·控制／干涉：爱有条件，就不能自由表达，所以控制／干涉行为必然带来情感忽视。

·粗暴：打骂孩子，让孩子畏首畏尾，动辄得咎，家庭暴力其实是一种简单粗暴的情感忽视。

·放纵：父母什么都不管，让孩子"野蛮生长"，父母放弃自己的支持功能，也是一种情感忽视。

·溺爱：无视孩子的发展需要，过度满足孩子，让孩子变得软弱、幼稚，是对孩子积极情感的忽视。

·冷漠：让孩子缺少情感反馈，单向渴求，这属于极大的忽视。

·拒绝／不接纳：不承认孩子的情绪反应，挫伤孩子的情感需求。

·评判／扭曲：真实的情绪反应被父母审视、评判甚至斥责，这是否认孩子自我判断，会造成认知扭曲。

·父母情感幼稚、父母孩子角色颠倒：天真无邪是孩子的权利，父母自己任性胡闹，却要求孩子体贴照顾，以及戏剧化教养方式忽冷忽热，都是对孩子的忽视和剥削。

可以说，父母对孩子的情感忽视的发生频率和程度远远超过你的认知。情感忽视对人格健康的伤害，怎样形容都不为过。遭遇过情感忽视的孩子，内心深处会留下一个巨大的空洞，需要数不清的幸福来填满。

如果你或你身边的人有以下表现，他可能在童年时遭遇过情感忽视：

·不喜欢求助他人

·情绪不稳定

·人际关系困难

·在社交场合中感到不自在

- 自我价值感较低
- 经常对自己感到失望或愤怒
- 乐于助人但苛待自己
- 经常莫名其妙地感到不安或不快乐
- 偶尔觉得自己像一个局外人，无法融入集体
- 内心空虚，无法活在当下
- 隐隐地觉得自己有问题
- 很难自律
- 有某种成瘾症
- 情感麻木或唤起困难

无法体验和表达自己的情感，是一种真正的不幸。这种不幸来源于父母的忽视与拒绝。

在五六年前，我曾在街边偶然看到这样一幕：一位父亲带着一双儿女在等公交车，父亲只顾着接电话，姐弟两人蹲在一边玩耍。四五岁的弟弟不断把草坪里的杂草、落花扔在姐姐头上，姐姐只能不停地摘掉它们。女孩七八岁的样子，皮肤粗糙，穿着廉价，眼神胆怯，一看就是贫寒家庭里受忽视的女孩。后来，弟弟实在太淘气了，抓了满满一把乱七八糟的东西扔在姐姐头上，然后转身逃走。女孩急了，一边拉扯头发，一边抓住弟弟，弟弟就嚷起来。

父亲发现争执，弯腰抱起儿子，骂了几句女儿不懂事，不让着弟弟，然后就接着打电话。弟弟得到父亲的庇护和偏袒，得意

地向姐姐扮鬼脸。

姐姐无处发泄她的愤怒，就不停地揪扯花坛里的小花，揉碎了很多娇嫩的花瓣，把受到的冷落、忽视，都发泄在比她更幼小、无辜的生命上，她充满绝望和仇恨的眼神震惊了我。我知道此时此刻发生的事情，将会成为她的黑暗记忆，在未来的岁月中，吞噬原本属于她的幸福。

在多子女的家庭中，父母的关注和宠爱会成为一种"稀缺资源"。在阴影的遮蔽下，花草树木为了得到更多的阳光，就会向"畸形"的方向伸展。父母出于私心的偏爱，会让孩子的心灵以不健康的方式生长。

粗心的父亲只看到女儿拉扯弟弟，没有注意到儿子挑衅在先。或者他注意到了，但不在乎。很明显，男孩在家里更受重视，也受到更多的优待，而女孩的情感需求则被漠视。

女孩如果吸取这次的教训，避免和弟弟冲突，"懂事"的行为就会受到父母的鼓励，那么她长大后就可能成为樊胜美式的"扶弟魔"。她会倾尽全力讨好冷漠的父母，把供养、照顾全家人当成自己责无旁贷的义务。因为她潜意识里就认为自己无足轻重，别人的幸福比自己更加重要。

在婚恋上，她可能会一再重复她小时候受到的伤害，不敢理直气壮地追求自己的幸福，对男人委曲求全。在她心中，男人要么是令人畏惧的父亲，要么是被娇宠纵容的弟弟。

那些从小被忽视、被冷落的女孩，普遍对建立亲密关系缺乏信心。在她们心中，爱是如此难以得到，世界是如此难以讨好。面对心仪的异性，她们不敢大胆表白，总担心被嘲笑。而面对渣男的死缠烂打，她们又不知道怎么拒绝。有人追，总好过被人冷落。她们中有的人会深陷一种低质量的情感关系，身心饱受折磨，却还在犹豫不决，不能及时止损。

父母是孩子最早遇到的成年人，孩子与父母相处的方式，会深刻影响他们今后的人际关系。在学业和工作场合规行矩步、保守、懦弱的人，多半有独断专行的权威型父母。因为父母经常忽视他们，他们也习惯忽视自己，以讨好、迎合的方式换取周围人的认可，成为任人欺负的"老好人"。

有关心理学研究表明，父母忽冷忽热、阴晴不定的抚养行为，是造成回避型依恋的主要原因。回避型依恋的人，很难处理人际关系中亲密与分离的矛盾：亲密让他觉得恐慌，想要逃离；分离又让他觉得孤单、痛苦，想把别人往回拉。反反复复的戏剧性表现，让他在各种人际关系场中备尝艰难。

欣雅是一位事业成功的职业女性，但她不能原谅自己的父亲。一想到小时候父亲对待自己的态度，她就胸口发闷，心痛欲裂。

欣雅出生在一个多子女的家庭，父亲情绪很不稳定，高兴的时候会跟孩子一块玩儿，翻脸时就让孩子滚一边去。她因此学会看大人脸色行事，以确保自己的安全。但她还是不能完全讨得父母喜欢。因为欣雅的弟弟出生后，父母开始更多关注、照顾弟弟，忽视她。

一个夏天的午后，父母带着欣雅姐弟俩在田间干活。父母往家里运送收割完的麦子，留欣雅在田间照看弟弟。风雨袭来，欣雅连忙背着弟弟往家里跑。欣雅年小力弱，不小心摔倒了，弟弟滚落一旁，哇哇大哭起来。父亲赶到，抱起儿子，甩手就给了女儿一巴掌，头也不回地走了。

欣雅回到家，看到父母忙着照顾弟弟，没人注意到她还在门外，她等到雨停了才进家门。因为淋雨她发烧了，昏睡了3天。醒来后，欣雅再也没在父亲面前笑过。

为了争口气，欣雅努力学习，一心想考上大学离开这个家。父亲不赞成她读书，她就自己打工赚学费。住校期间，父亲给她送过一次口粮，她抱起口袋扔出门外。收到大学录取通知书，父亲大摆酒席，叫欣雅出去见见乡邻，她死活也不出去。听见父亲在酒席上高声谈笑，吹嘘女儿有出息，她感到骨头缝里一阵阵发冷。考上大学之后，欣雅再也没有回过那个小山村。

在陌生的城市，欣雅为梦想打拼，事业渐渐有了起色。她很能干，但处理不好人际关系，经常遇到莫名的阻碍。为了捍卫自己，欣雅不断跟否定、压制自己的人斗争，因此遇到的打击车载斗量。她的恋爱也不顺利，当两人感情变得亲密时，欣雅就开始各种作，逼得男友疏远。当男友真的离开，她又很后悔，又哭又闹，折腾自己。童年时习得的不安全的依恋方式，让她从心底缺乏安全感。

冷漠是人际关系中的毒药，它发出的信号是：你对我无关紧要，有你没你我都无所谓。来自父母的情感忽视虽然表现多样，但其核心都是对孩子真实自我的抹杀，让他们对世界建立起不安全的认知。一个人如果很难发自内心地信任他人，与他人真诚合作，那么他无论在事业上还是感情上，都会不断遇到意想不到的困难。

被父母忽视的孩子，你不是爱的奴隶

抚养一个孩子成长为情感健康、可与他人形成健康连接的成人，需要父母给予一定量的情感互动、共情和持续的关注作为燃料。而缺失这种必要的情感连接，孩子也许会成功，但会感觉自己内心空虚，像缺失了什么必要的信息，他们苦恼而挣扎，却没人看得到。

——温尼科特

大学刚毕业的芸儿，在一个聚会中偶然邂逅了一位"成功男士"，加了对方微信。这人的朋友圈经常会发一些跑车、高尔夫、出国旅游的照片，俨然一位高端人士。在几番欲擒故纵之后，芸儿成了他的女友。一个偶然的机会，女孩发现男友竟然同时在跟十几个女孩交往，全都偷拍了不雅照片和视频，并在网上炫耀。

芸儿十分震惊，一下子瘫倒在地。她原本以为自己在维系一份难得的爱情，没想到竟然只是人家的猎物之一。一想到3年来这个男人对自己的愚弄操纵，和自己所受的精神折磨，她痛苦万分，思量报复的方法。她悄悄拷贝下男友资料，隐忍不发。

没几天，芸儿发现自己竟然怀孕了，顿时万念俱灰，想自杀。

通过拷贝下来的资料，芸儿认识了男友的另一个女友。她发现，这个受害者比她更惨：18岁就被骗到手，当了6年的备胎，为男人自残，在手臂上用刀刻字。芸儿的精神几近崩溃，不得不辞去工作，返回家乡，求助专业的心理咨询，花了1年多的时间才走出心理阴影。

原来，芸儿是遇上了不良PUA，她的男友对她实行了心理操控术。

PUA是"Pick-up Artist"的缩写，一开始是用来帮助内向害羞的男性提高恋爱技巧的一种培训。PUA起源于20世纪80年代的美国，传入中国之后，商业模式发生畸变，开始向不良方向发展。

据不完全统计，中国PUA爱好者可能多达数百万。传播者通过网络直播课程或线下培训，向加入的"会员"收取高昂的培训费。PUA爱好者们通过一整套精心设计的话术，以及偷拍不雅视频等手段，对他人进行心理控制，将其玩弄于股掌之上。

被操控的人，会自我贬低，精神脆弱，社交自闭，依赖操纵者。

玩得过火的PUA会借此骗财骗色,压榨被操纵者,甚至怂恿其自杀、自残,他们以此为乐。

研究已经披露的PUA受害者的极端个案,我发现这个体系使用的心理学知识和技术,实际是很初级的,并没有什么高深莫测之处。它的"神奇效果"在于突破默认的道德底线。

一般来说,男女之间亲密关系的建立,双方表现出来的都是自己的真实情感。即便其中有一些小小的欲拒还迎、博弈角力,也是无伤大雅的。但是如果一方无视底线,所有貌似自然的情感反应全都是精心设计的伪装,目的不是相互了解、取得信赖,而是要操纵对方,而另一方对此一无所知,就很容易掉进陷阱。这就像大人用糖骗小孩一样,一骗一个准。

有些人可能觉得PUA话术有点可笑,觉得只有没见识又缺爱的女孩才会成为受害者。其实并不尽然。根据民间公益团体的统计,PUA受害者的年龄在16~35岁之间,其中不乏在校大学生和职场新人。

美国媒体报道过一起疑似PUA情感虐待致死案件,已经进入司法程序。该案的受害者是美国波士顿学院的一名菲律宾裔男生乌图拉,他因为女友的不断打压贬低,在毕业典礼的前一刻跳楼自杀。

乌图拉生前就读于波士顿学院生物系,品学兼优,性格开朗,待人友善,前途无忧。

2019年5月20日，他的家人特意赶来学校，参加他的毕业典礼。但是，就在毕业典礼前90分钟，乌图拉从停车场顶楼一跃而下，当场死亡。他的父母悲痛欲绝，几乎哭到昏厥过去。

警方在调查乌图拉死因时，锁定了他的女友柳银英，一位韩裔女孩。她在华盛顿州长大，在波士顿学院经济系读书，比乌图拉小一年级。看到乌图拉跳楼之后，柳银英立刻办理了退学，回到韩国。

地方检察官指控：柳银英一直"在身体、语言和心理上虐待乌图拉"。

两人一共交往1年半，在这段时间里，柳银英开始一点一点操控乌图拉。在乌图拉自杀前的2个月，两人之间的短信来往，超过7.5万千条。在女友柳银英发出的4.7万千条短信中，有几千条提到要乌图拉自杀，例如"去死吧""快自杀啊""你死了的话，你的家人和我都会更好，这个世界也会更好"等。

乌图拉的一些朋友，也看到过柳银英对乌图拉的冷嘲热讽，目睹过一些在公开场合下的故意打击。但是，因为乌图拉早已和这些朋友断了联系，他们也不敢确定，这是不是这对情侣间独特的情趣。

就这样，在柳银英长期打压、不断瓦解他的自尊的情况下，乌图拉绝望地选择了自杀。

目前为止，没有人知道，女友柳银英是不是真的看了PUA教程才这么做。但可以说，她的手段几乎和PUA原理如出一辙。

她用自残威胁，让乌图拉逐渐远离家人、朋友，让他变得孤身一人，无法得到任何帮助。她不断地用言语贬低，让乌图拉的自我评价越来越低，让他情绪低落，甚至患上了抑郁症。一次又一次肆无忌惮的打击，打压他的自尊，虐待他的情绪。最终，就变成了鼓励他自杀。

PUA 的威力从哪里来？一个看起来心智正常的年轻人为什么会被他人操控情感，饱受精神虐待？施虐者的故意固然是一种不容置疑的恶，但是，若没有抓住受害者心理机制的缺陷，再高明的"猎手"也无计可施。

在我看来，这些所谓百用百灵的"套路"，不过是对亲子关系中操纵行为的模仿。一个年幼时遭遇过父母情感忽视和行为控制的人，长大之后也容易被强势的操纵者吸引。

被父母冷落的孩子对爱的渴求远超常人。冷漠缺爱太可怕，所以他们宁愿忍受对方的情感虐待，也不愿意离开对方。一个从小被好好爱过、心态健康的人，绝不会被故作深沉的"猎手"吸引。

我研究过很多受害者的资料，发现有相当一部分人出身单亲家庭。他们缺乏情感的滋润，自我评价较低，对于情感操纵者的招数缺乏辨别力，也对追求健康、平等的两性关系信心不足。单亲家庭的孩子，从小目睹父母婚姻的破裂，更容易体验到错综复杂的情感忽视：

· 婚姻中处于弱势的一方，为了挽回对方不断忍耐其过分的行为。耳濡目染之下，孩子会习得"为了爱忍辱负重"的观念，觉得"哪怕对方对我再不好，我们毕竟还在一起"，由此不断提高自己对情感虐待行为的忍耐力。

·在离婚过程中，夫妻互相对峙、攻击，忽略对孩子的照顾，对孩子的情感需求没有回应，让孩子缺乏安全感。父母口不择言、任意宣泄，会让孩子深感愧疚，觉得"都是因为我不乖，才让父母不愿意待在家里"，这对孩子是不公正的。

·当着孩子吵架，要求孩子站队，孩子被迫卷入成人的情感纠葛，逼迫孩子理解成年人的感情需求。出于对父母的爱和对安全感的需要，有的孩子会勉为其难地回应父母，尝试"挽救"父母的婚姻。父母成了吵吵闹闹、难以安抚的小孩，而孩子却成了理性克制、考虑周全的"小大人"，这对孩子也是一种情感忽视。

·在单亲家庭中，父母感情脆弱，在生活上依赖孩子照顾，在感情上依赖孩子安慰，这又是一种角色颠倒，是对孩子的情感忽视和剥削。

所以说，不是PUA技术太神奇，而是很多孩子心底里太缺爱，习惯了为爱受奴役。就算是玩弄人心的大师，也无法摧毁一个健全的心灵。

爱是父母能送给孩子的最好礼物。如果父母不能给孩子优裕的生活，至少要给他温馨的陪伴、真诚的接纳，让他长大后有能力面对人生的风雨。一个被好好爱过的孩子，会更好地爱自己，不会任由自己被他人宰割。

从这一刻起，好好爱自己

爱是深深的理解与接纳。

——卡尔·罗杰斯

你要认清童年并不是为了声讨父母，而是为了重建自我。要想自我疗愈，需要重建积极的情感模式，用更健康的方式对待自己，回应他人的关心。那些错误的认知，是父母情感忽视结出的恶果，你没必要在他们设定的错误世界里苦苦煎熬。你不是谁的赎罪者，人只需要为自己真正做过的事情负责，为自己想要的未来而努力。除此之外，不需要承担任何人加给你的精神负担。相信自己，你有足够的智慧来认清自己，缝合内心的破碎，拥有幸福的人生。

如果你想做些什么改善自己的生活，下面这些办法可能会帮到你：

识别和理解自己的情绪，尽可能清晰地描述它们

"述情障碍"是童年期情感忽视最显著的负面影响。因为父母对孩子情感的忽视、压制、否定，让孩子对自己的情绪反应感到羞愧和不安，不自觉地回避、忽视自己的情感。久而久之，就会演变成一种习惯性的自我忽视，对于情绪不能识别、描述以及顺畅地表达，对生活缺乏现实感。有时还会莫名其妙地愤怒，并

难以自我安抚。

情感是生命的温度，是生活中的正面价值。拥有丰富的情感，并不是一件让人羞愧的事，应该觉得骄傲。你可以把它理解为生活对你的奖赏，让你比别人有更多的机会体会到生命的多姿多彩。从现在起，接受自己的情感，并以此为荣。你可以尝试识别和理解它们，并尽可能用细腻、准确的形容词来描述它们。什么是愤怒？什么是悲伤？什么是孤独？什么是失落？它们彼此有什么不同？触发这些感受的真正原因是什么？当你真的这么做了之后，你会发现生活开始有了新的色彩。

放弃自我责备和负罪感，增加自我肯定和赞许

长期遭受父母的情感忽视，会让自我评价降低，经常有莫名的负罪感。遇事喜欢检讨自己、贬低自己，对赢得他人的善待信心不足。其实，你不需要如此苛待自己，你很优秀，你值得别人的尊敬和赞许。学会用正面的语言评价自己，让自己处于积极的氛围中，这是提高自我价值感的有效手段。

放弃内心不切实际的标准，允许自己做个普通人

管教严格的父母容易让孩子形成这样的观念："如果你不够优秀，就不配得到我的爱。"他们以追求成就的旗号，压抑孩子正常的情绪感受。这样父母教育出来的孩子，常会给自己设立不切实际的高标准，不允许自己出现错误，经常生活在低成就感的

焦虑之中。"只差一点点"的感觉令他们寝食难安，不能享受现实的幸福。不是只有完美的人才配有幸福，你要允许自己做个普通人，及时肯定自己。

放弃"让所有人满意"的奢望，像关心别人那样关心自己

操纵型的父母会让孩子觉得"如果我不能让别人满意，别人就会抛弃我"。这类孩子过分在意别人的感受，不希望别人有一点不满意。他们关心别人，永远超过关心自己。他们很少谈论自己，却试图照顾每一个人，结果搞得自己劳累不堪、空虚落寞。

你要知道，你是这世间最重要的人，你的感受、你的幸福是最重要的事，没有你，这世界毫无意义。你不需要谦卑地迎合他人，而是要先满足自己，疼爱自己。

别人的麻烦别人解决，不要"多管闲事"

情感幼稚、孩子气十足的父母，习惯以自我为中心，优先满足自己的情感需求，而忽视孩子才是最需要安慰和照顾的人。在这样的家庭中，最常见的就是角色颠倒——本该理性自控的成年人，反而像个孩子一样忽冷忽热、不负责任。而幼小的孩子却被迫做"小大人"，理解父母的感受，照顾他们的生活，满足他们自恋的需要。

这样的角色颠倒，会让孩子被迫早熟，自我压抑，以服务他人为己任。他们会觉得"如果我不照顾一切，世界就全乱套了"，习惯把别人的担子都挑在自己身上，只要"不出乱子"，他们就心满意足。

这样家庭出来的孩子，容易替别人操心，以他人之事为己任。每天跑来跑去，到处当"救火队长"，把自己累得够呛，别人却不见得领情。其实，别人的麻烦与你无关，他是成年人，不是需要照顾的小孩。把替别人操劳的时间节省下来，做自己喜欢的事，你会感到生活比以前轻松多了。

总而言之，所有你期待得到的，你都可以送给自己。从这一刻起，你要好好爱自己。

第六章

我拿什么拯救你——受伤的小孩

小时候，你被父母打过吗？

我做梦也没有想到会有这么多人饱受折磨，会有这么多人在默默忍受。

——帕萃丝·埃文斯

被你最依赖的父母殴打，那真是可怕的经历。那凶恶的表情、冷酷的斥骂让你无法呼吸，疼痛、屈辱、绝望……你的世界瞬间坍塌。做父母的，可能不会理解孩子被打时的心情，因为此时此刻父母的心充斥着愤怒，变成了可怕的恶魔。你不知道，人性和亲情什么时候才能回到他的身上。

哪怕，已经时隔多年，你想起那些惊心动魄的画面，仍然能感到阵阵寒意。

哪怕，你们已经和解，这些年的生活平静如常。但是，那些埋藏在记忆深处的冰冷，仍然不能被原谅。

我刚上小学的时候，有一次在邻居家的院子里玩，帮他们家跟我同龄的女孩摘菜。旁边是她的弟弟，只有两三岁，在地上蹒跚着玩耍。忽然，他们的爸爸走过来，查看了一下，就一脚把女孩踹倒在地。他不停地踢打，责怪她没有照顾好自己的弟弟，导致他拉在裤子里。在高大的父亲脚下，女孩就像个布娃娃那样弱小单薄。她翻滚着，用手护着头，不停地哭叫哀求，她爸爸也没有要停下的意思。我很震惊，又十分恐惧，担心这女孩会被她父亲打死。后来，她的母亲跑过来抱走儿子，劝走丈夫，女孩才获救。

女孩蹲下来继续摘菜，不时抬手抹一抹眼里的泪水，她头发散乱，身上、脸上到处是泥土、脚印。我胸口憋闷，双手哆嗦，悲愤莫名。我很快溜回家，跟我的母亲描述这件事，希望能征得她的理解和支持。可是她只是含糊地说了声：那家的男人脾气真暴躁，就没有下文了。

其实，我能够理解母亲的反应，因为我的父亲也是个脾气暴躁的人，他就经常打孩子，有时也会打老婆，我就目睹过至少3次。母亲和我们一样，都惧怕我的父亲。

我们对父亲几乎授予了无限的权力，而视殴打为一种管教方式，给予了它更多的宽容。虽然说，随着文化程度的提高，针对儿童的家庭暴力会有所降低。然而即使在高学历父母看来，在家庭教育中偶尔打孩子，也是避免不了的。事实上，父母打孩子并不像我们想象的那样是偶一为之，只在为数不多的低收入、低学历父母身上存在，而是相当普遍。

广州市在8个城区中随机抽取了16所中学的4582名学生，做初中学生遭受父母虐待的调查。结果显示：这些学生最近半年中在家遭受躯体虐待的总发生率为27.3%，其中轻、中、重度躯体虐待发生率分别为11.5%、13.1%和2.7%。

邢台医学高等专科学校对大专男生做过一次童年期遭受父母虐待情况的调查,结果显示:在被调查的668名学生中,16周岁前,被父母徒手打的发生率是71.7%,被物品打的发生率是45.3%,被羞辱的发生率是60.1%,37.8%的学生曾目睹暴力场面。有虐待经历的学生躯体化、强迫症、人际关系敏感、抑郁、焦虑、敌对、恐怖、偏执等10个因子得分均高于没有虐待经历的学生,自尊量表的平均得分低。

被父母殴打是非常可怕的,会对孩子的心理健康造成严重的伤害。

我是女孩,15岁时读高一。我爸在我记事的时候就开始打我了,我初一那年,他把我腿打肿了,鼻子也打出血了,头发扯下来一大把。今年我19岁了,终于可以离开他了,但我无法原谅他。

爸爸家暴已经是第5次了,每次都是往死里打。前天又家暴我了。如果不是爷爷奶奶阻拦,我早就死去了。我受不了这样的日子了,已经好几次有自杀的冲动了。但因为爷爷奶奶和弟弟,我没有办法自杀。

父母没离异的时候,他们就不是很喜欢年幼的我,他们离异之后,我的生活变得更加糟糕。稍有不顺,不论学习好坏,打骂都是家常便饭。家暴工具有扫帚、拖布、折凳等。他会掌嘴、打头,抓起来往水泥地面上摔、往墙上撞。大夏天在太阳下罚站,流汗不能擦,热了往身上浇一瓢凉水,随后一顿毒打。冬天大半夜全身脱光,站在石头上往身上浇凉水……

相比于躯体暴力，语言暴力更容易被人忽视。有的父母并不经常动手打孩子，但会对孩子说出侮辱性的话，用十分轻蔑的语气责骂孩子，对孩子实施心理虐待。这会带给孩子极端负面的信息，会对他们未来产生惊人的负面影响。这样的孩子长大之后，往往会自我评价过低，陷入自卑中难以自拔。有的人对他人的贬低、忽视极端敏感，因此可能会表现出强烈的傲慢、报复心理。这些都会严重妨碍拥有健康的人际关系。

"每次打电话都充满了语言暴力，我时常情绪崩溃，可以帮我想想办法吗？平时离得远，但是每逢春节我就要经历一场腥风血雨，我对过年有深深的恐惧。他虽然没打过我，但是语言暴力我，直到我崩溃才罢休。"

"父亲因年轻时怀才不遇，一辈子都没真正抬起过头，悲观主义的性格使他长期愤世嫉俗！他把对我的教育当作了一个发泄口，对我总是各种责骂挖苦。小时候我其实成绩挺好，但是也没听过他一句表扬。不夸张地说，我几乎没看到他笑过！我原本以为搬出去可以回避他，减轻摩擦，其实治标不治本，一旦有交流，依旧对我恶言相向！我好不容易建立起来的自信瞬间被他砸个稀碎！"

"母亲的谩骂方式很可怕，她可以连续骂很长时间不停嘴，通常是几个小时，在我房间里骂一阵，然后又走回她房间继续骂。骂着骂着，想起特别来火的事情，又冲回我房间继续骂。谩骂的内容十分伤人，时常侮辱我的人格。每每被骂成一个十恶不赦的人，次数多了，我也开始怀疑自己是不是一个恶毒的人。由此，内心深处十分不自信，总觉得自己无论什么都做不好，什么都会做错，怎样都无法得到别人的认可。"

儿童期遭遇父母情感虐待的人，容易患"述情障碍"。述情障碍又称为"情感难言症"或"情感表达不能"，表现为：缺乏用言语描述情感的能力，缺乏想象力，习惯于实用性思维方式，拘泥于外界事物的细枝末节，难以区分情绪状态和躯体感受。"述情障碍"属于人在情感认知、调节方面的缺陷，是一种长期存在的、稳定的、超越文化背景的人格特质。

研究表明，童年期被虐待与忽视的体验对个体心理的影响常常会持续终生。中国少年研究中心在全国范围内对 1000 多名普通未成年人进行了调查分析，当问及"你认为自己性格有何特点"与"家里人对你怎样"时，经常被父母骂的孩子自我评价明显低于常人，有 25.7% 的孩子认为自己很自卑，有 22.1% 的孩子觉得自己冷酷，有 56.5% 的孩子则选择了暴躁。

在孩子幼小无助的时候，父母不去疼爱孩子，反而用殴打、责骂来折磨他，这是一种巨大的失职，会严重伤害孩子的心理健康。童年时留下的创伤，需要花费漫长的时间、巨大的勇气和努力，才能走出阴影，重获幸福。

他想要的，不过是控制一切的威严

人生往往是复杂的。使复杂的人生简单化除了暴力就别无他法。

——芥川龙之介

通常，施暴者为了减轻负罪感，会找理由来把自己的暴力行为合理化。"孩子淘气，为了管教孩子"就是一个看起来再正当不过的理由。他们在打孩子的时候，也会一再强调"这是为了你好"，还把这种理由灌输到孩子的头脑中。千万不要低估一个孩子被灌输、洗脑的可能性，挨打就是一个被灌输的最好时机。

但是，孩子成绩不好，或者在学校有一些不好的行为，是不是一定要靠打来解决呢？当然不是。沟通、陪伴、引导、激励，培养规则意识，让孩子承担错误行为的后果，都可以帮到孩子。这个道理不难理解，家长也清楚，但就是忍不住使用暴力。

好吧，接下来的理由又来了："孩子屡教不改，打了他多少次都不听。"如果某种行为不能产生预期的效果，一个有理性的人还会不会一再重复呢？当然不会。既然知道打人不管用，为什么还一再地重复？因为父权是不可以挑战的，"你不听"，他的意志和权威受到了挑战，这才是让他暴怒的真正原因。

很多遭受父母家暴的人，都会控诉父母有强烈的控制欲。其实，控制欲的核心就是权力欲——事情必须按照我的意志行事，超出我的控制就不行，就必须制止。从控制到暴力，只有一步之遥。所有控制型的父母，都存在打孩子的可能。因为，暴力是最好的控制手段。

我父亲是一个控制欲极强的人。我记得七八岁时，有一部朝鲜的电影热映，我因为生病没有看成。后来病好了，而电影放映期还剩最后一天，母亲就给我买了一张电影票。父亲原本安排好这一天带我去商店买文具，以补偿我没看成电影的损失，虽然这并不是我想要的。当母亲把电影票交给我，想偷偷带我走的时候，父亲发现了。他大发雷霆，把电影票一把抢过来撕掉。我哭了起来，妈妈也觉得爸爸很过分，埋怨了几句。他暴跳如雷，打我妈妈。我们姐妹几个拥上前去，想要帮助妈妈，但全被他一脚踢开。我父亲高大强壮，就算跟普通男人角力，也没有几个能打过他。但是他从不跟外人起冲突，在同事、朋友、邻居面前，他是个善良热心的好人。后来，我们家闹的动静太大，邻居过来"搭救"，才结束了这场风波。

在这里你可以清楚地看到：施暴者的真实动机就是控制欲。说白了就是"这个家我说了算，你们每个人都要听我安排"。他打算带我买玩具，但我想看电影，所以我"不听话"。我妈妈觉得让孩子看电影也没什么，自己也有权力满足孩子的要求。但我父亲认为这是在"惯孩子"，挑战了他在管教孩子方面的权威。

所以，他当即决定用雷霆手段制止这种挑战。

另外，在我们家，我爸一直是那个管钱、管物又管孩子的全能者，而母亲只能袖手旁观，等待安排。你可以说这是喜欢操心、责任心强，但是解释为对家人的控制，也没什么不妥。

相对父亲的暴力，妈妈打孩子这件事就更复杂一些。按照传统，妈妈并不是家中最有权力的人，她何以能控制其他人？这样的家庭出了什么问题？

一个夫妻平等的家庭，夫妻之间互相尊敬，两个人都为家庭做出贡献，家里的事情有商有量，父母一方就不必通过控制对方或孩子，来证实自己存在的价值。同样，这样的家庭也不会出现父亲的暴力。针对孩子的家庭暴力，其深层的矛盾，都出在夫妻关系之间。

来自母亲的控制和暴力，细分有两种情况。

第一种情况：女高男低，妈妈是真正的"一把手"。妈妈比爸爸能干，挣钱多，对家庭贡献大，她觉得自己"低就"了，丈夫不能满足她对婚姻的要求，所以她要控制全家人。这种来自母亲的暴力其实跟父亲打孩子并没有本质区别，都是"一把手"在滥用权力。

第二种情况：爸爸仍然是"一把手"，妈妈在家庭中没地位，通过打孩子寻找存在感。暴力是权力的游戏，欺软怕硬是唯一的原则。所以家庭暴力的"啄序"是固定的，永远倾向最弱者——孩子。打老婆的男人一定打孩子，被老公欺负的女人也会打孩子，只有孩子无处躲避。

《心理访谈》节目披露过这样一起案例：

27岁的小欢大学毕业后就远离家乡在外地工作，偶尔回家也不愿意住在家里，因为她觉得父母都不爱她。为了把女儿留在家里，母亲忍不住动手厮打小欢。在电视镜头前，母亲的身体语言充满矛盾，她一面推搡、斥责女儿，另一面又下意识把女儿往自己身边拉。这显示母亲对小欢的感情非常纠结：既怨恨，又依恋，处于一种剪不断、理还乱的状态。

原来，小欢父母的婚姻早就布满裂痕。小欢的母亲文化不高，小欢的父亲看不起妻子，对她十分冷淡。小欢出生3天，父亲就动手打了妻子，因为妻子没有为他生个儿子。在小欢12岁之前，父亲就没有往家里交过钱，也很少过问孩子的教育问题。母亲既要靠自己的收入独自抚养孩子，又要努力维持跟丈夫的婚姻，潜意识觉得是女儿拖累了自己。

有一次小欢放学回家急于上厕所，没有换拖鞋就往卫生间跑，在母亲刚刚拖过的地板上踩了黑脚印。母亲顿时火冒三丈，揪着小欢的胳膊就把她扔出门外，把她的衣服袖子都扯破了。小欢在街上流浪到很晚才敢回家。

由于小欢的父亲对家庭不闻不问，小欢母亲怀疑他在外面有了别的女人，父亲则极力否认。为此，父母经常打架。他们打架的时候，并不避讳小欢，无论小欢怎样恳求父母不要再打了，都不起作用。所以小欢才会觉得，父母根本不在乎自己，不爱自己。

每次挨过丈夫打骂之后，小欢的母亲就会把怨恨发泄到小欢身上。小欢经常因为一点小事被撵出家门，流浪街头。

在节目组工作人员的鼓励下，小欢母亲愤怒地说："你不过就是个会计吗！还看不起这个看不起那个。"原来，在这个家庭里，父亲对母亲的冷暴力才是一切悲剧的源头。在冷漠的父亲之下，还有一位缺少自尊的母亲，通过打孩子来转移情感挫折。小欢遭遇双重的虐待，生活实在艰难。

所以说，家庭暴力的出现，其根本原因在于夫妻关系的不平等。

相比父亲的暴力，来自母亲的暴力更具长期性，更不容易躲避。如果只是父亲一个人打孩子，至少母亲还能帮帮孩子。但如果是母亲打孩子，父亲不动手只是暂时的、偶然的。一旦他觉得母亲失职，没有控制好局面，他就有可能亲自出面来弹压一切。这样，孩子就会面临来自父母双方的暴力，也就是俗称的"男女混双"。事实上，很少见到母亲经常折磨孩子，而父亲却一直彬彬有礼的家庭。

孩子，这不是你的错

施暴者会把亲密伙伴全当成幼稚的小孩来对待，自虐者则会把对方视作成年人，而把自己当成小孩。

——苏珊·福沃德

疗伤的第一步就是"祛魅"。如果我们不能堂堂正正地迎接父母的目光，不能像个成年人那样和他们坦率交谈，我们就没有真正长大。

我们必须光明正大地指出：孩子是无辜的受害者。无论父母有多么堂而皇之的理由，殴打孩子这件事，从道义到心理都是恶。

理性分析父母暴力的理由，是我们抚平创伤、恢复自信的第一步。

爱之深，责之切

打人的父母有可能在其他时候表现得温情脉脉，甚至有可能呵护有加，给你好的教育，对你殷殷期待。但是在打人的这一刻，他们的心头没有爱，只有控制，只有暴虐。暴力行为，无论是躯体的还是言语的，都让父母之爱打了折扣。如果父母像他们声称的那样深爱自己的孩子，就应该考虑到打骂会给孩子带来的伤害，以此平息心中的怒火。

诚如我上面所说，父母打骂孩子的真正动机是控制孩子，把孩子作为自己意志的附属品。他打骂孩子的时候，心里最看重的不是孩子的幸福，而是他个人的权威，他要的就是孩子的顺从。

爱是尊重，爱是平等，爱是包容、理解和交流。爱之愈深，教之愈有法。

性子急，脾气暴，控制不住自己的情绪

的确，有些打骂孩子的父母在平时确实脾气急躁，不容易相处，这让人们觉得打孩子只是单纯的性格原因。但是，就算是那些文化水平不高，身处社会底层的父母，也不会不加区分地对所有人使用暴力。只要他性格正常，有普通人的理性，他就懂得随意使用暴力的害处。但是回到家里，面对比自己更弱小的老婆孩子时，他就觉得没必要再缩手缩脚，可以好好行使家长的特权了。

单纯的反社会人格很容易识别，他的暴力不分对象。而性格正常的父母，他们的怒火只向下宣泄。

甚至，有些对自己老婆孩子动粗的男人，在外人面前却显得彬彬有礼，热情和善，这种情况在那些文化水平较高的父母中并不少见。

所以说，喜欢打孩子的父亲并不是单纯的脾气暴躁，他很理性，他打人是有选择的。这个事实可能会让很多人沮丧。

可见，控制不住情绪只是一个借口，他控制不住的只是权力欲。

孩子太淘气，父母气昏头

有些父母打过孩子后会很后悔，跟孩子道歉，保证以后不再动手。这时候他们最常说的一句话就是："我气昏了头，失去了理智。"但是就像人们熟知的那句话，家庭暴力只有零次和无数次，父母打孩子也一样。只要开了先例，就会再发生。

到底什么样的事情能让一个成年人失去自控力呢？有的时候看起来是很严重的事，但更多的是鸡毛蒜皮的小事。一次两次气昏了头，但那么多次都是因为昏了头才动手，就不好解释了。

其实，情绪是可以控制的，行为也是可以控制的。不控制自己的情绪和行为，后果会很严重。但是，有的人偏偏在家里就控制不住自己，因为他们知道这种"失控"是不用承担后果的。他们虽然对自己失控了，但控制住了别人，控制住了局势，利大于弊。

打人者生活失败，需要维护自尊心

一提起打骂孩子，人们就容易联想起那种底层家庭，父母没文化、收入低，在外面受人欺负，回家就拿自己孩子撒气。这是个刻板印象。喜欢打孩子的父母也有社会形象良好、受人尊重的白领或者高知。

事实上，经济收入和文化水平并非触发家庭暴力的直接原因。有的家庭贫穷但温暖，有的家庭富足但冰冷，这些情况并不少见。其实，低收入家庭中最严重的问题是父母疏于照顾而不是暴力。引发家庭暴力的是不合理的权力结构，在同一屋檐下，有的人就可以无法无天，颐指气使；有的人就只能俯首帖耳，被动服从。

自尊，是一种内在的自我评价，理性的成年人不需要靠贬低和压制别人来维护自己的自尊。失败都是有理由的，受挫都是有原因的，这不是家里人造成的，也不需要在家人面前获得补偿。有些家庭暴力看起来是因为施虐者心情不好引发的，但真正的原因不在于"谁惹了我"，而在于"我有权发火"。

我爸在我很小的时候就出轨了，和母亲闹离婚，我妈比我爸能干，我爸是属于自己没什么本事但是自尊心很强、很固执、很把自己当一回事的那种人。

我妈因为我太小就没有离婚，一直隐忍着。他们分居两地，我妈一星期回来一次，情况还算好。很小的时候，我爸就对我很不耐烦，没有什么耐心，我一哭就打我，我一哭他就把我送回爷爷奶奶家。小学的时候，辅导我做作业，记得我有一道题不会做，他马上一个巴掌打过来，一直不会就一直打。而且他那时候出轨，没有责任和担当，到现在我爸还和那个女的有联系。

这个案例中的父亲，看起来是在维护自尊心，但是，正常维护自尊的方式，应该是争取夫妻平等，比如，提高自己的能力，和妻子平等沟通。但是这个男人却用出轨和打孩子来报复比自己强的妻子。这个家庭明显是属于"二把手"施暴的类型。虽然他是个男人，但是在家里的地位，却相当于"受气的小媳妇"。所以，

137

这种爸爸打孩子，和"家庭妇女"打孩子的情形类似。重要的不是性别，而是他（她）在家里的地位。

"自己没什么本事但是自尊心很强、很固执、很把自己当一回事"，这应该是妻子对丈夫的评价，暴露了妻子对丈夫的蔑视。母亲在家的时候，父亲没动手，只有母亲离家之后，父亲才会打孩子。可见，母亲是家里地位最高的人，父亲不能挑战妻子的权威，只能向孩子发泄。

家暴并不会"遗传"

家暴会"遗传"这个说法貌似很合理，我爸打我，是因为我爷爷打我爸爸，然后我爷爷的爸爸……看起来很绝望是不是？

不是的。我说过，家暴不是情感表达模式，而是权力模式。家暴无关爱的表达，只与失衡的权力有关。

本人男，我爸天天喝酒，每天我爸都会在家里发脾气、摔东西，甚至会动手打我妈，脸都打肿了。就连我都被他用开水泼过，整个右手背和右小臂全是大泡，醒酒之后说不是故意的。长期在这种环境下成长，每天都是心惊胆战的。我感觉我以后的生活也会变成这样，关键是我爷也有家暴行为，也是动手打人，喝完酒就像变了一个人，六亲不认，比我爸还要严重，现在跟我奶奶离婚了。家暴真的能遗传啊！我真怕我以后也会变成这样，所以我现在能做的就是滴酒不沾，甚至讨厌喝酒。不喝酒我能管住，可是这脾气我感觉管不住啊。我感觉我遗传了他的脾气，只不过没那么严重。我妈属于不能吃亏的那种，被骂了必须还回去，所以他们俩越吵越凶。最后我爸动手，我妈不敢还手，也打不过。我遗传了我妈的被骂了必须还回去的性格基因，我遗传了我爸的脾气，这样的我未来能有好？

爸爸喝酒就可以发脾气打人，老婆孩子只能忍耐，这个家庭的权力结构如此清晰——有的人只有权力，有的人只有义务，这才是造成暴力泛滥的根本原因。妈妈是有一定反抗的，比如，骂回去但不敢还手。但这种骂换来的只是暴力，所以"啄序"依然没变。"我"也跟妈妈学会了骂回去，这不是遗传，只是模仿，是权力重压之下的反弹，并没有改变基本格局。

酒精是最常见的背锅侠，很多家暴中的施虐者有酗酒的习惯。但酒精并不是罪魁祸首，充其量只是催化剂，让施暴者可以毫无负担地行使权力，然后又把责任推到酒后无德上。很多施暴者并不喝酒，生活习惯良好，但并不妨碍他殴打家人。

你可以抚平那些伤痕

没有归还的，便会转移。如果你不想办法解决自己对父母的恐惧、愧疚和愤怒，你将会把它转移到自己的配偶和子女身上。

——苏珊·福沃德

祛魅之后，剩下的就是解毒时间。

孩子，你挨了那么多打，承受了太多的斥责、打击，体会了太多的恐惧、羞愧、自卑、怨恨，但这一切都不是你的错，错的是他们。你不需要背负别人的错误艰难前行。

父母没有你想象中的那样强大

在幼小的孩子眼中，父母是强大的，因为他们支配一切，无所不能。但是，暴君的内心都是虚弱的。他们对爱与被爱都不自信，宁愿给自己披上一套铠甲，让你猜不透心思，再往你们之间加上一把锁，让你无法逃离。

表面上，他们会使你相信：你离不开他们。你甚至以为，离开他们之后，你的生活会是一团糟。他们那如临大敌的态度，会让你恍惚觉得，也许待在他们身边才是安全的。实际上，他们害怕你离开。

父母之爱，就是为了更好地分离，这是生命本来的意义。种子成熟，藤蔓就枯萎，这是自然的规律。但是世上总是有许多父母，潜意识里不希望孩子长大。因为他们心里住着一个孤单的小孩，他们需要陪伴，需要你留下来。当他们对你大吼大叫，其实是他心里那个小孩在哭喊：不要离开我！

分离对父母来说是一种痛苦，对孩子却是一种解放。这意味着有一个独立的生命来到这世上。你没什么可羞愧的，这是自然的安排。

父母属于历史，而孩子属于未来。所以你要尽可能发现自己，活出自己，让你的生命发光，照亮别人，也温暖自己。

父母本人也要直面这个现实，既不需要依赖自己的父母来定义生命的价值，也不需要捆绑儿女的人生来获得安全感。每个人的生命价值，都是他自己定义的。真正的强者，不需要通过控制他人来抬高自己。生命的独特魅力会吸引别人来到自己身边，爱不是靠控制和乞求得来，它是生命的本能。

孩子和父母的关系，不应该是一场关于独立的战争。自然界中抚养幼崽的母兽，到了孩子该独立的时候，都会果断地把它撵出去，让它自己去面对生存的考验。这就是自然之道。

随着时间的流逝，原来那个强壮、暴虐的父亲，变成了一个衰弱的老人；而那个瑟瑟发抖的孩子，却成为一个高大健壮的成年人。这外在力量的消长，有助于孩子缓解内心的恐惧，抚平受到的伤害。

但是，的确还有一些父母，在孩子成年之后还能攻击他、控制他，此时父母的力量，更多来自孩子的想象。当你愤怒时，你面对的其实是儿时父亲的影像。此时的他，其实没有那么强大，他只是在表达一种情绪，他能不能影响到你，取决于你心中父亲影像的大小。他或许还在徒劳地挥动手中的风筝线，但是你早已不是线上的风筝。如果你决定不让自己的想象影响你，它就真的影响不到。

你想要什么，道歉还是复仇？

你是否曾经在心中想象过无数次他痛哭流涕的情景？甚至，你都替他设计好了台词："对不起，都是我的错，请你原谅我，没有你的原谅，我真的活不下去。"

但是，你要弄明白一件事：你需要一个形式上的道歉吗？它的场景足够清晰吗？还是，你只是在发泄？那个哭得稀里哗啦的人，究竟是眼前这个鬓发斑白、脊背微驼的老人？还是那个虎背熊腰、雷霆震怒的狂魔？让你胸口憋闷、骨鲠在喉的，也许只是你心中的幻象，是痛苦的记忆所凝结的影像。

如果你现在还跟自己的父母常来常往，如果你们真的通过某种博弈、角力，出现了类似的场景，那么它发生的形态也不一定能满足你的预期。

因为一个曾经的施暴者，也需要一些理由来支撑他自己的人生。比如说，关于当年为什么打你的解释，很可能跟你预期的并不一样。如果说，你父母的文化水平不低，他们的婚姻关系还算稳定，而你自己的发展也不错，现在你和父母的关系也相对和睦，那么你就要考虑，以怎样一种方式来应对过去的伤痛。

"天地君亲师"，中国父母被人尊崇了这么多年，让他们开口说一声"对不起"，可能比你想象的要难许多倍。在2020年春节晚会上，岳云鹏说了一个段子：父母说什么才表明他们知道自己错了？就是到吃饭的时候，他走到你门前闷声闷气地说声"吃饭了"。

在孩子面前，很多父母都放不下架子，磨不开面子，不会承认自己的错误。这是观念对他们的禁锢，在某种程度上，父母也是"牺牲品"。

是的，你现在发展得不错，这首先是你自己努力的成果，这是你内在的生命力战胜了心灵的阴霾，实现了自己，你应该以自己为荣。

但是你的父母，也有可能从你现在的状态里为自己寻找价值支撑。如果要他们说出口，会不会是这样：我脾气暴躁是不对，但结果是好的，而且我的初衷也未必错。我是要求太严了，但是那时你也太淘气了。每个人都会寻找让自己好过的理由，施暴者也不例外。

接下来，父母的辩解很可能会转到"当时为什么打你"上去，为他"气昏了头"开脱。就像我前面说的，那些控制不住要施暴的人，他们心里的潜台词是"是你不对，是你惹了我"，而不是"我怎么了""我为什么管不住自己"。能觉察自己的情绪状态和行为动机的人，很容易就能控制自己冲动的行为。他施暴，说明他控制不了，他没有觉察力。过了这么多年，他可能也后悔过，"当初不该下那么重的手""要是有人拉我一把就好了"，但很难觉悟到"我压根就不应该动手"这种程度。

而此刻你心里最想说的，却是"你给我带来了这么大的伤害，我承受了多大的痛苦"，你们根本不在一个频道上。

如果你们在一个频道上，你就会变身为一个义正词严的声讨者，而父母则成了乞求宽恕的罪人。你得想一想，你要的就是这个场面吗？如果是，它可能通过什么方式达成呢？

你要了解，这个场面一旦成为现实，那么过去这些年你们和睦、平静的关系就要被挑战、质疑。毕竟，这是有意义的，是你生活的一部分。

跟你自己说说话

这么多年，你习惯了以父母为参照系，定位自己的人生。在你一遍一遍的回忆中，在你一次次的想象中，父母仍然占据着你生命中最重要的位置。你一遍遍地问自己：他们为什么要那样做？为什么不能对我更好一点？他为什么不知悔改？他为什么不道歉？这些想法折磨着你，霸占了你的情绪空间，让你没时间关注自己，跟你自己说说话。

让你痛楚的，是隐藏在你心灵深处的那个孤独无助、渴望抚慰的小孩，拥抱他，跟他说说话吧。

我知道，他们弄疼了你，羞辱了你，让你在暗夜里独自哭泣。我理解你的伤心，怜惜你的痛楚，让我抱抱你，小心地摸一摸你身上的伤，为你披上一件御寒的衣服。我们可以一起讲一讲那些难过的时刻，把它们写在树叶上，有多少写多少。我们可能会攒上一大筐，这些都是你早年的伤痛结下的痂，我们一起来把它埋掉，让它化为尘土。

你知道吗？孩子之所以容易受伤，是因为他整个身心都向父母敞开，没有边界。这不是你的错，所有的孩子都是这样的。不同的地方在于，父母对你的成长惊慌失措，喜欢肆意侵入你的精神，否认你的感受，扰乱你的判断。你曾经经历的困扰，都是他们为了束缚你、控制你而强行贴上的标签。

现在你长大了，你怎样想，怎样做，都可以自己决定，不需要征求父母的意见。你可以为自己划定清晰的边界，不允许别人随便侵入，哪怕他们是你的父母、爱人、孩子。你独一无二，你理应为自己自豪。这是时光送给你的美好礼物，它对每个人都一样慷慨。

你无须刻意讨好谁才能获得肯定，你珍贵无比，没有谁能代替。他或许对你影响至深，一想起他就难以释怀。但终归他是他，你是你，他对你的任何否认、伤害，都剥夺不了你的价值。你曾经被深深伤害过，但你现在还是这样坚强，这样优秀，你是多么了不起啊！

每个生命都有能力获得幸福

记住，没有你的同意，任何人都不能让你觉得差人一等。

——富兰克林·罗斯福

前两节都是受到父母暴力伤害之后的自我疗愈之道，如果你现在正处于父母殴打和虐待中，你可能渴望更多的现实的指导。

我们先来看看有哪些错误的应对方式。

以暴制暴

有些经历过父母家暴的人提倡"打回去""让他知道你不是好欺负的"，但这并不适合所有人、所有情况，结果也并不确定。比如，身强力壮的男孩有可能还击，但女孩就做不到。而且，你没有把握会不会招致更疯狂的报复。

硬"刚"

我说过，喜欢打孩子的父母都是控制狂，如果在他发脾气的时候跟他拧着来，跟他讲道理，这是没有用的。因为他会认为你拒不认错，还在挑战他的权威，这可能会激化事态。俗话说，"好汉不吃眼前亏"，为了证明他是错的，而让自己承受更大痛苦，得不偿失。他的错误观念是长期形成的，不要寄希望于以一己之力在短时间内改变他。如果他那么容易听进道理，就不会家暴了。

沉默、忍耐

沉默、忍耐换不来怜悯，如果你父母的暴力已经不受控制，那么保护好自己是第一位的，你可以大声呼救，也可以马上逃走。很多孩子觉得被父母打是羞耻的事，父母也会吓唬他不许往外说，实际上，外界的及时干预是制止家暴最有效的办法。一定要把你所经受的虐待告诉别人，多一个人知道，就可能多一个人帮你。

有哪些好的应对方式？

求得信任的成年人帮助

这个成年人可以是你信赖的任何一个人，比如老师、警察、邻居等。如果你父母有严重家暴你的劣迹，你最好保留下这些人的联系方式，紧急的时候可以有个安全的避风港。

不要受他们恶劣评价的影响

言语攻击不像躯体虐待那样容易识别和干涉，但伤害却不容小觑。你可以在他平静的时候提出来，"我不希望你用那种语言称呼我，这让我感觉很糟糕，我希望得到尊重"。如果你觉得口头沟通有困难，可以通过写信的方式沟通，你可以自己把信交给他，也可以让其他长辈帮你转交。

你也可以通过写日记、向朋友倾诉的方式，及时化解心中的郁闷。如果学校有心理辅导员，你也可以寻求他们的帮助。

你还可以阅读一些自我疗愈的书籍，学会用积极的语言暗示自己，保护好自己的心理健康。

还有，你要记得：父母只是我们出生时的设定，我们的一生要怎样走，会有怎样的结果，这都取决于你。每个生命都有权力按他自己的意志生长，也都有能力获得幸福。

第七章

完美是一座我无法企及的高峰

"你做得还不够好"——完美是对人性的压抑

> 完美是优秀的敌人。追求卓越没有错，但是苛求完美就会带来麻烦，消耗精力，浪费时间。
>
> ——伏尔泰

完美的事物是机器造出来的，精密、准确、没有瑕疵，符合既定的标准。而人是生命，是自然所生，是有自主意识和独特个性的存在。人性的本来面目就是不完美，完美属于物性。要求自己和他人完美，是物化自己和他人的表现。在追求完美的父母眼中，看不到自己孩子独一无二的价值，只看到一个残缺的、不够完美的物。于是，不惜千方百计修理、规整孩子身上"碍眼"的缺点，力求符合自己心中"完美"的标准。如果孩子做不到这一点，父母就寝食难安。

因此，完美主义者父母对待孩子的态度是挑剔的，评价是否定性的，语言习惯是挑刺儿的。父母对孩子完美主义的要求，本质上是对孩子的一种攻击——"你不够完美，你必须改正缺点，以达到我的要求"。父母对孩子的挑剔态度，并不局限于那些显而易见的问题行为，多是一些无关紧要的细节。对孩子来说是自发的、独特的兴趣，却成了父母的眼中钉、肉中刺。这种本质上的否定态度，会让孩子的真实自我受到压抑。孩子在生命最美好的岁月中，面临的是一个充满挑剔的、无法满足的环境，这会让孩子难以形成完整、积极的自我评价，始终被内心的破碎折磨、拉扯，痛苦不堪。

很大程度上，完美主义者的出现，一方面是冷漠的童年经历留下的后遗症，另一方面是对父母完美主义苛求的反抗。

自恋与崇拜偶像，是完美主义者父母价值观的重要支撑。通常，自恋的人显得很有魅力。但是，长期的自我中心容易使人麻痹，很难从别人的角度看问题，所以自恋的人又是幼稚的。崇拜偶像也是一种人格不够独立的表现。崇拜者需要从偶像的人格中寻找自我的对应物，补足自己的残缺。这样的人是容不下怀疑的，他们总是热诚地相信权威的意见，按偶像的标准修正自己。所以说，崇拜偶像的过程就是掏空自己的过程。

自恋与偶像崇拜，两种复杂的心理倾向奇妙地融合在一起，构成了一个完美主义者的性格核心。他们会苛刻地对待家人，要求他们务必满足自己心中完美的标准，不自觉地把他人也物化起来，缺少人情味。实际上，缺少人情味正是完美主义者的一大特点。

在跟家人相处时，完美主义者会不自觉地用完美的标准来要求孩子。在她那里，孩子得不到接纳、欣赏、鼓励，而是一刻不停地挑剔。

挑剔者最令人沮丧的是，他们似乎总能看到事物消极的一面。洁净的地板不会让他们心生愉悦，一根掉落地面的头发却让他们寝食不安。他们总觉得自己有义务指出不足，在他们眼中，其他人都未免过于乐观了，没有注意到自己的工作中存在瑕疵。让一个追求完美的人不去注意瑕疵，不去批评别人是很困难的事，他们会通过各种方式最终让你注意到自己的错误。其实，他们只是过惯了没有自我的生活，把自己当成一件需要不断打磨、修整的物品，别人那种自由、随意的生活引起他们的焦虑，所以忍不住去矫正别人。

王朔在《致女儿书》中讲了这么一件事：

我穿了一件砂洗磨边军装样式的上衣，刚买的，伊拉克不是打仗吗，时髦。奶奶一见我就说，你怎么穿这么一件衣服，我不喜欢。我没理她，但已经不高兴了。她又说，你那边蹭上油了。我那衣摆上有一大块黑，油渍状，是装饰。我还忍着。接着她又说，你怎么连件新衣服都没有？我跟她急了，说你管得着我穿什么衣服吗？你管好你自己好不好？她又来那套，你是我儿子我说你几句怎么了？关心你。我大怒，说你少关心我，你怎么还这样？就不会尊重别人，一定要用贬低别人的口气说话，你难道不知道你使别人，一直使家里人都不舒服吗？

挑剔者是完美主义者父母中最突出的一个类型，他们对别人的挑剔是永无止境的。如果你满足他们，他们并不会夸奖你，反而觉得他们的要求都是有道理的。接下来，他们会提出更高的、更不通情理的要求，仿佛在跟你玩一个猫捉老鼠的游戏，永远不会厌倦。你永远离最高标准差一点，他们会努力掩饰对你的失望，但又总是让你轻易感受到这一点。如果那些他认为有权支配的人拒绝配合，他们并不会反省是否自己的要求太高，反而会指责别人懒散、缺乏责任心，让对方自感无能，不配得到他们的肯定。

其实，一个完美主义者的内心是空洞的，是自我强迫的，缺乏足够的自我接纳和整合。他自己在成长过程中所经历的软弱、缺陷等，大部分都被否认、被压抑了。所以，要他承认人可以在有缺陷的状态下生活，是十分困难的。他因为不愿意承认自己的软弱，把自己看作一个可以随着客观标准改造的物，所以也就看不到别人的自主性，强迫别人接受他心中的完美标准。完美主义者内心其实很痛苦，他们想关心别人、帮助别人，表现出来就变成批评别人、指使别人，招致别人的反感、抨击。

"瑕疵让我寝食难安"——完美是一种强迫症

当一个人完全受限制于理想自我并由它指引时，他们就总会以"应该是什么"来支配自己的思想。他们生活在无数的"应该"下，渐渐地与现在疏远。

——卡伦·霍妮

总的来说，追求完美的父母具备如下一些特点：

1. 情感淡漠，缺乏共情。他们不愿意在孩子面前流露自己的情绪，总是冷冰冰的，不通人情。他们担心自己被孩子看成脆弱的代表，让自己的管教失去权威，所以总摆出一副让人琢磨不透的冷脸。如果孩子想从他们那里得到情感的回应时，多半会失望，孩子会觉得自己触摸到一堵冰冷坚硬的墙壁。跟父母交流渠道不畅，会影响到孩子的自我认知。

2. 关注细节，苛求完美。父母对细节完美的追求，就像强迫症一样执着。他们用审视的目光打量孩子的工作，然后挑出其中细微的缺憾并加以强调。无论他们的态度怎样和蔼可亲，也掩饰不住对孩子的否定。这会极大地打击孩子的自信。他们提的要求总是过高、过细，而且不给孩子足够的学习和成长时间，一旦孩子没有达到标准，马上就是否定加批评，令人感觉自己一无是处。

3. 强迫命令，支配孩子。在对孩子提要求时，不是把他们当作有自主意志的人来对待，而是下意识当作自动运行的工具。追求完美的父母常让孩子觉得"你怎么想无关紧要，只要照我说的做就够了"。这种漠视孩子自主性和创造性的做法，会严重损害孩子自主成长的动力，让孩子变得消极被动，缺乏自信。

4. 只批评，不表扬。追求完美的父母信奉一句话"谦虚使人进步，骄傲使人落后"，吝于表扬，不会鼓励。哪怕孩子再优秀，他们也只是淡淡地回应一句：再接再厉。如果孩子在游戏、交往或学业中受挫，迎接他们的，一定是一副冷冰冰的面孔，以及要求自我反省。孩子在外部世界受到的挫折，永远不会在父母这里得到抚慰。久而之久，孩子就会觉得，父母只会接受优秀的我，有瑕疵的、脆弱的我不值一提。这不仅让孩子心灰意冷，放弃跟父母坦诚交流，还会严重妨害孩子的自我认同，造成孩子内在自我的分裂。

总而言之，追求完美的父母会不自觉地掏空孩子逐渐萌生的自主意识，力图把一种完美无瑕的行为模式装到孩子的脑子里。这种违背生命规律的方式，会撕裂孩子的自我认知。在父母完美主义苛求中长大的孩子，心灵深处都会有一种隐隐的破碎感。父母以为自己在帮孩子变得更强大，实际上却削弱了孩子的力量。

完美主义者不像控制狂那样简单粗暴，他们要温柔得多。但是，他们通过不断挑剔降低孩子的自我评价，制造出渴望承认的情感空洞，以此来实现对孩子生活的霸占。他们的孩子会以为自己只要再努力一点，就能得到父母的肯定，但是他们就是等不到那个肯定。他们会生活在慢性的精神损耗里，就像温水煮青蛙，陷入自我怀疑的泥潭。他们不知道应该抱怨什么，他们都有一位看起来无可挑剔的父亲或母亲，但就是跟他们亲近不起来。他们心底隐隐有一种破碎感，这都是童年时不断被否定留下的阴影。他们可能在学业、事业上取得了一定的成绩，但总是难得快乐，不被承认的痛苦会在不经意间突然袭来。

30 岁的阿婕是一位外企白领，老公是她的大学同学，老家是南方的。阿婕谈恋爱的时候，父亲是不同意的。父亲曾花了3天时间给阿婕做思想工作，分析找一位外地老公的弊端，建议她接受一位经过自己千挑万选的"完美"青年。但是阿婕厌倦了父亲的完美强迫症，顶住压力嫁给现在的老公。为此，父亲一直耿耿于怀，虽然当面没说过一句话，但阿婕明白他心里那份拒绝。

对于这个难以讨好的岳父，女婿也很无奈。逢年过节，他总是用心挑选礼物，希望能得到岳父的肯定。但是阿婕发现，他们买的礼物总会放在客厅的一角，永远也不会被打开，也不会挪动。阿婕觉得，父亲在用这种方式表达对自己老公的拒绝。

有一次，阿婕和老公回父母家，老公忙里忙外为父母做了一顿丰盛的晚餐。在倒红酒时，由于不熟悉，老公把商标一面朝外了，几滴红酒顺着酒瓶外壁浸湿了商标。老公并没察觉，继续热情地敬酒、劝菜。但是阿婕注意到父亲的眼神不时地瞟一眼那块污渍，终于趁女婿不注意的时候，用纸巾擦了擦酒瓶。阿婕发现，父亲看自己老公的眼神，就像买了一件不中意的商品一样，笑容是那么勉强，语调是那么疏远。这个发现让她很恼火，她闷闷不乐地吃完饭，不顾母亲挽留，就拉着老公回家了。从那以后，如果不是父亲亲自打电话再三邀请，她就不会主动回父母家。

就在阿婕觉得她已经淡忘了父亲的挑剔时，一次偶然的经历，又让她回忆了童年被父亲控制的痛苦。

当时她正在做美容，美容院生意很好，十几个美容师都在为客人服务。过了一会儿，阿婕身边的床位空出来了，美容师出去打电话，一位中年妇女站在她身边等待；等了快10分钟，也没有美容师进来服务，大姐等得不耐烦，大声问道："嘿，到底谁给我做啊？快点呀！"

大姐就站在阿婕旁边，她的身形、她的语气都给她一种压迫感。阿婕很反感：为什么这么大声说话？能不能稍微温柔温和一点？吆喝什么？

她说话的语气底气十足，音调也特别高昂。整个人显得特别放肆，无所顾忌，这让阿婕很反感，又说不清为什么。她问自己：大姐并不是针对我，为什么我会这么抵触？生活中的阿婕很温和，所有人对她的评价都是：温柔，柔声细语。

一丝难以觉察的恐惧掠过，阿婕恍惚记起，几乎每次听到这样类似的声音，她都会不由自主地心生恐惧，想要逃开，觉得这声音真的能够把自己吞噬。没错，童年时爸爸跟自己说话就是用这种语气。无论是写作业，还是做家务，父亲都跟在身后，喋喋不休地挑剔、指正。那个得理不饶人、咄咄逼人的男人，就是一次又一次地用这种语调把自己压垮。阿婕终于意识到：自己在父亲那里从来没有得到过认可。这种"不被接纳"的感觉，已经跟一种声音、一种态度绑定在一起，不断地让她莫名恐惧。

做完美容，阿婕凑巧跟那位大姐一起乘电梯下楼。阿婕发现，除了讲话粗门大嗓，大姐其实是一位热情和善的人，跟自己的父亲毫无共同之处。

完美主义型父母，会在孩子最需要承认、接纳的时候，以一个审判者的面目出现，否认孩子的努力，让孩子的自我支离破碎。表面上看，他们不接受孩子的不完美，从根本上来讲，他们是不接受自己，不喜欢自己。孩子只是他心中自我的投射，承受了他们自我怀疑的利箭。这样的父母内心是恐慌的，他们在童年时代遭遇到太多的压抑和剥夺，他们对自己的力量不自信，所以要强迫自己，也强迫自己的孩子，向一个永远也达不成的完美目标靠近。

"你不能是你自己"——完美主义者虐孩的本质

如果我爱他人，我应该感到和他一致，而且接受他本来的面目。而不是要求他成为我希望的样子，以便使我能把他当作使用的对象。

——弗洛姆

其实，完美主义型父母潜意识里是自我否定的——"我还不够完美，完美一直在路上"。不管他们外表显得多么坚定、执着，他们的内心是虚弱、空洞的。他们首先就不接受一个不完美的自己，一直生活在焦虑和恐慌之中。所以当他们面对自己的孩子时，也会不自觉地把焦虑和恐慌投射到孩子身上，强迫他们按照自己心中完美的标准生活。

完美主义型父母花样虐孩的几种类型：

· 永不满足的挑剔者

· 崇拜孩子的激励者

· 善树榜样的"别人家孩子粉"

· 痛陈奋斗史的自我标榜者

挑剔是完美主义型父母最常见的虐孩模式，也是最容易批判的方式。还有一种虐孩方式则不那么明显，很容易跟宠爱混淆，那就是偶像崇拜、英雄激励，通常是母亲崇拜自己的孩子。

完美主义者是需要有一个偶像的，因为他们不信任自己，只能通过崇拜偶像来补足这个缺憾。这个偶像可以是领袖、英雄，也可能是自己亲手造就的孩子。这样从小被英雄光环笼罩的孩子，很容易对自己产生不切实际的认知。面对完美主义型父亲，可能因为高压和挑剔激起自己的反抗，但是面对这样一个经常赞美自己，对自己寄予厚望的母亲，却很难拒绝。

以崇拜儿子的母亲为例。这样的母亲看起来不那么絮絮叨叨，挑剔不止，反而经常"赞美"儿子。但是她赞美的并不是儿子真实的自我，而是她想象中的英雄。她通过这种虚幻的赞美，无视儿子真实的自我。她经常会说这样的话："妈妈知道你会做得更好""妈妈一开始就知道你会成为一个英雄（偶像／成功者）"。这种赞美常被看作是激励，但真正的激励是帮助对方发现和成就自己，而崇拜儿子的母亲，真正在意的是自己的幻想，而不是儿子的意愿。她不断用种种不切实际的语言，讴歌那个"遥远"的英雄，暗示儿子向他看齐。在这样母亲的面前，儿子会觉得自己真实的想法微不足道，而不自觉地模仿着母亲心中的英雄。这样培养出来的儿子，要么是内心空洞的自大狂，要么是内心纠结、善于迎合的妈宝。母亲对偶像的痴迷，让儿子无法正视真实的自己。

有时，充当偶像的是"别人家的孩子"。父母总是唠叨"谁家那谁"有多么优秀，这会让很多孩子反感。这个"别人家的孩子"几乎都是同一个模式：懂事、上进、表现优秀，但是没有缺点。他是怎么达到这么优秀、完美的？他的父母是什么样的人？他跟父母的关系如何？他们之间有没有矛盾？一概不在话题内。总之就是，"此孩只应天上有，人间哪得几回闻"，让人感觉不到真实。

真实的孩子一定是有弱点、有个性、有情绪的，他和父母之间一定有特别的事。但是，这些让偶像降临人间的真实性，是完美主义型父母最不愿意说的。他们会习惯说"看结果"，但是对个人成长来说，真正有意义的却是过程。完美主义型父母期待一个不真实的、物化的、偶像般的孩子突然出现在自己的生活中，奖励自己多年的刻苦自律、辛勤培育，从而不自觉地做了孩子人生的评判官。但是，一个人究竟是什么样的人，想要过什么样的生活，能不能体验到幸福，这只能由他自己说了算。

完美主义型父母花样虐孩的另一种方式，就是赤膊上阵，自己来充当孩子的偶像。典型话语是"我当年怎样怎样""我像你这么大的时候早就如何如何"。不仅是那些名校毕业的父母喜欢打当年牌，学历不高、职业普通的父母也喜欢说"我当年多么努力"，或者有哪方面孩子无法企及的特长。越是能拉开与孩子距离的事，他们就越喜欢讲。

他们管教孩子的方式，可以形象地概括为："批评与自我表扬。"拿出来祭旗的，总是孩子的缺点——某次考试成绩不理想，偷懒磨蹭，对未来没规划……而作为激励手段的，就是自己当年的优秀、勤奋、自律、雄心壮志……但是自己当年的脆弱、犹豫、曲折，又一概自动忽略了。这种拿自己优点比孩子缺点的方式特别不道德，甚至有点耍无赖——你当年实际怎么样，孩子也无从考证。

所以我说，完美主义者虐孩的本质是这样一句话——"你不能是你自己"。否认孩子的真实自我，是完美主义型父母对孩子最大的伤害。挑剔者通过不断地指出不足，否认孩子的现实存在。崇拜偶像、树立榜样的激励者，则通过"完美期待"来架空孩子的现实生活。这两种方式都会严重扭曲孩子的自我认知，让他们在自我探索和自我实现的路上历尽坎坷。

人的生命只有掌握在自己手里的时候，才会焕发出应有的光彩，自我接纳的人最容易感受到幸福。自我是什么？就是他的感觉、知觉、直觉、判断，就是他从小到大对世界和自我的认知，我知故我在。一个只能通过他人的感官、价值观看世界的人，他的自我认识是不完整的、似是而非的。一个真正爱孩子的父母，就应该承认孩子对世界和自我的认知，而不是习惯性地否认和抹杀它。

比如说，一个孩子打针时怕疼哭闹，挑剔者型父母喜欢说："这一点都不疼，为什么哭得那么厉害？我可不喜欢爱哭包。"孩子就会自我怀疑："我真的疼吗？妈妈说我不应该疼，也许我的感觉是不对的。"这种强行否认孩子真实感觉的做法，会让孩子陷入自我怀疑。当一个人习惯否认自己的感受，他就会面临严重的自我整合问题——"我是谁？我能不能信任我自己？"

同样的情况，偶像崇拜者型的父母会说"男子汉不怕疼"，再讲上一堆英雄坚韧不拔、战胜痛苦的例子，让孩子自惭形秽："这样小的痛苦我都忍受不了，我真没用。"为了让母亲满意，他就会掩藏起自己真实的感受，勉强自己做个没有感情的强者。因为习惯忽视自己的感受，他们时常身不由己地陷入危险之中而不自知。

别人家孩子粉型的父母会说：看那个小姐姐（小哥哥）就不哭。人外有人，天外有天，父母引为榜样的"别人家孩子"总是那样完美无瑕，缺乏现实感，因而事实上很难追赶。

自我标榜者型的父母拿出来做榜样的，肯定是经过美化的那个"当年的自己"。如此一来，孩子就会觉得：哇，原来我的疼都是虚幻的，世界上真有这么多传奇啊！我实在太弱了。

疼了知道哭是一种真实的情绪反应，它会提示人们迅速远离危险的境地。你不许孩子疼的时候哭，他长大了遇到危险也不知道躲，经历痛苦也只会一个人扛。坚毅的品质不是这样培养的，世界上有很多痛苦本来可以避免，这是一个残忍的真相。得到父母充分共情的孩子，会比较容易避开无谓的折磨，或陷入无望的关系中难以自拔。当他们面临选择与机遇时，也能更加自信，更懂得求助与合作。当他们遭遇挫折困苦时，健全的理性、豁达的胸襟会让他们有更多转圜的余地，懂得及时止损，重新开始。

所以说，"你做得还不够好""你本可以做得更好"这两句话的杀伤力是一样的，都是无视孩子的真实感受，强迫孩子按照父母的幻想生活。完美主义型父母的孩子，长大之后都会面临严重的自我整合问题，他们需要花费漫长的时间和痛苦的代价来搞清楚"我是谁""我喜欢什么"。如果这个过程没有完成，那么他们在建立亲密关系方面就会遇到难以想象的麻烦。

做个自爱者

我们只有彻底接受自己的真实存在，才能够有所变化，才能够超越自己现有的存在样式。

——卡尔·罗杰斯

据我观察，完美主义型父母可能会养出这几种类型的孩子：

喜欢对抗的叛逆者

叛逆者的自我是最完整的，但他们的情路注定坎坷。他们通过不断的斗争，捍卫自我的完整，这种斗争也消耗了他们的生命能量。他们过于想跟父母划清界限，因此变得敏感多疑。他们可能会习惯性地攻击具有母性特质的配偶，尽管对方并没有控制自己、贬低自己的意图。

"过犹不及"是送给叛逆者的良言。"为了叛逆而叛逆"，最终伤害的只能是自己。学会体验和接受别人单纯的善意，把反抗的锋芒，化作人格独立的架构，而不是用来抵御伤害的铠甲。你最终会发现：世界不是一个烽烟遍地的战场，在某些角落里，温柔和宁静从未消失。

敏感、脆弱的自卑者

自卑者的境遇就比较悲惨，他们是自我被剥夺最彻底的一种。自卑者必善于自虐，他们总觉得自己配不上更好的对待，他们会习惯"低就"。哪怕配偶有很明显的缺点，亲密关系已经变成鸡肋，也不会离开。因为他们潜意识里觉得：可能我做得还不够好，如果我再做得好一些，对方也许会被感化。这种心态，让他们很容易成为吸引"渣男""渣女"的磁铁，在无望的拯救中消耗自己。

不幸的是，女性自卑者经常会成为自大狂男性的猎物和牺牲品。她们会不断地被压榨，直到好不容易整合起来的自我再度被掏空。女性自卑者通常会对建立亲密关系信心不足，心底常存被抛弃的隐忧。而男性自大张扬、外侵型的特质，会让女性自卑者发生错觉，误以为这是真正的男性特质，会满足自己对安全感的需求。

女性自卑者要想实现真正的成长，需要反思自己谦卑讨好、无限妥协的情感模式，摆脱低自尊的状态。你必须学会坦然说出自己的要求，以及拒绝别人的无理索求。健康的亲密关系是双向的、平等的，不是靠哪个人单向妥协来维持的。

目中无人的自大狂

自大狂者不过是母亲英雄崇拜的牺牲品。一方面，他渴望一个像母亲那样崇拜和服侍自己的女人；另一方面，长期漠视自己的内心感受，让他无法理解别人的情感需求。这样一来就很可悲了：自卑者为了换取对方的肯定、关爱、鼓励，不断满足自大狂的无理要求，无望地重复着"只差一点点就圆满"的模式，从生活到情感，都处于被剥夺、榨取的状态。而在自大狂眼中，对方的驯顺、克制、无我，正好符合童年时母亲的记忆，还以为找到理想的伴侣。他陶醉在被宠爱的幸福中，完全没有意识到自己对他人的剥削。这种有毒的关系无法收获幸福，无法成长。

男性自大狂对亲密关系的理解是婴儿式的予取予求，他们要想得到真正的成长，必须改变对亲密关系的肤浅认知和强迫性需求。他们必须学会发自内心地尊重他人，理解和接纳伴侣的情感需求，这样才能收获深刻的、有价值的亲密关系。

善于迎合的"妈宝男"

"妈宝男"的生活表面看起来一点也不痛苦，他们通常脾气很好，没有固定的立场和原则，很容易被人喜欢，也很容易被人忽略。其实，这才是他们真正的痛苦——不知道自己是谁，需要什么。在他们看来，"被人喜欢"这件事无比重要，他们只能通过这种方式确认自己的存在。他们自我评价的标准是围绕他人的看法建立的，习惯通过别人的眼睛来看自己。他们时常感到被漠视、被剥夺，但又说不清自己被剥夺了什么。

"妈宝男"最迫切的需要是自我成长，学会从自己的角度看待世界和自我，建立一套完整的自我价值观。只有这样，他们才会变得坦然、独立、自信，才能建立真正有价值的亲密关系。

完美主义者二代

完美主义者本质上是父母的模仿者，他们自我压抑、自我否认的程度更深。所以，当他们建立属于自己的亲密关系时，要么习惯挑剔配偶和孩子的不完美；要么树立一个偶像，以未来的完美来填补当下的空虚。完美主义者二代是对完美主义中毒最深的受害者，他们需要放弃对完美的追求，找到真实的自我，这样才能宽仁、温和地对待配偶和家人，体会到童年没有体会到的家庭温暖。

自我修复的自爱者

自爱者属于完美主义教养方式下成长最好的类型。建设性的应对方式是非暴力不合作。

两三年前，我母亲生病住院，在医院陪床期间，我认识了母亲隔壁床的一位阿姨。阿姨大约70来岁，中等个子，身材是那种健康的瘦，一头银灰的短发总是梳理得很整齐。每天一早，阿姨就洗漱完毕，然后把床铺整理得平平整整，穿着干净熨帖的病号服，端坐在床上等她女儿来送饭。她气色极好，话语不多，总是那么沉着、耐心，如果不是穿着一身病号服，你很难相信她是一位住院将近一个月的病人。她动了一个小手术，但是因为伤口总是不愈合，所以一直没出院。

这位阿姨平时非常自律，从不打扰他人。她走路时轻手轻脚，看视频戴耳机，看到我母亲打盹就把灯关了。她像所有自我克制的人一样，总能时刻注意到别人的需求，无声地配合他人。跟这样的人在一起，你会时常忽略她的存在。

只有一次，她忍不住"干涉"了我，我这才发现她性格的另一面。这是一件非常小的事，当时我们正在聊天，我随手把手机放进衣兜。但是她中断了谈话，提醒我把手机换一个方向。我没明白什么意思，她解释说因为衣兜里难免会有灰尘杂物，如果带接头的那边朝下，就容易进灰，影响使用。

说实话，在她没有提醒之前，我完全没有注意到这个细节。

我想可能她早就发现了，但因为不是自家人，才一直忍着没说。后来比较熟悉了，才忍不住干涉我。看起来，这位妈妈平时非常注意细节，是一个苛求完美的人。她在注意到我的手机方向"放错了"的时候，她的眼里不再有我这个具体的人，只剩下对恢复秩序的执着。周围世界的任何一点瑕疵，都会让追求完美的人坐立不安。若不能消除这些瑕疵，她甚至无法继续生活下去。

阿姨生活非常自立，根本不需要别人照顾，她的女儿只是一天两次来给她送饭。阿姨一边吃饭，一边跟女儿聊天，吃完饭，女儿再把餐具带走。女儿的气质跟妈妈完全不同，很随和，很自在，没那么多规矩，整个人的状态自由舒展。妈妈吃饭的时候，女儿就随便靠在被褥上，玩手机，或者跟妈妈说笑。

有一次，不知因为什么事，妈妈开始批评女儿："你就是没责任心，对自己要求不高，总差那么一点，稀里糊涂的。"可能顾及旁边有外人，妈妈的声音并不高，也不严厉，但还是能听出批评的意思。

女儿则往妈妈身上一靠："我为什么对自己要求那么高啊？累不累啊？我觉得这样就挺好。"这完全是一种撒娇的语气。妈妈可能不习惯在外人面前那么亲昵，推了女儿一把，但没起作用。

"甭管大事小事，人做事就得认真。你从小就这样，什么事差不多就行。这样不行的。"

女儿还是满不在乎："哪儿不行啊？我就喜欢这样，你管得着吗？"

"你呀你，从小就不听我的。"

"就不听，就不听，你还能把我扔了呀？"

这些对话体现在文字上，好像火药味十足，其实现场气氛很融洽。女儿拥抱着妈妈，一边温柔地表达意见，一边哄妈妈高兴。

你看这位妈妈，在对话中几次试图给女儿贴标签——"没有责任心""对自己要求不高""做事不认真""不听我的话"，但都被女儿温和坚定地挡回去了。女儿划清了自己的边界——"我知道我是什么人，我喜欢我自己"，但并没有以其人之道还治其人之身，对妈妈进行攻击反制，给妈妈贴标签——"管得太宽""爱唠叨""强迫症"。追求完美的妈妈在女儿身上碰了软钉子，但自己的边界并没有被侵犯，所以她感到无奈，但不会生气。

反观很多父母和孩子之间的争吵，甚至包括普通人之间的争吵都是这种性质——"以眼还眼，以牙还牙"。每个人都争相用自己不喜欢的方式对待别人，互相侵犯，导致冲突不断升级。如此看来，"搁置分歧，不争吵"的原则更为理性。

看得出来，阿姨是一位典型的完美主义者，而且是挑剔型的。妈妈对所有的事情都要求做到完美，对于已经人到中年的女儿还忍不住经常说教。我能够想象，女儿小的时候，这位妈妈是怎样事无巨细地唠叨，怎样徒劳无益地叮嘱。我见过太多这样的场面，也听过太多人跟我说：妈妈的挑剔让他们十分恼火，他们也总是忍不住还击。结果两个人吵来吵去，弄得大家都不开心。但是，这个女儿并没有受妈妈的操控，而是在积极地影响妈妈。她用姿态和言语告诉妈妈：我明白你对我的要求，我感受到你对我的用心，但是我有我的活法，希望你也尊重我。这就是一个非常好的和解范例：既温和又坚定，既能坚持自我，又与他人融洽相处。

这位女儿的所作所为，给我们提供了一个怎样跟完美主义者父母相处的模板。这个女儿自我接纳程度很高，她明白"她是她，我是我"，自己不需要借助母亲的肯定，也能活得很好。面对母亲的挑剔，她能淡然处之，没有激烈反抗，这种"非暴力不合作"的方式值得提倡。我想，她一定是经历过许多被否定、被干涉的无奈，才摸索到这样一条独立之路。

从现在开始，你可以打破生活中令你无奈和气恼的循环，创造属于你自己的快乐方式——找到你真正喜欢的事。标准就是，它一定是你眼中最重要、最有价值的，而不是"你说我不行，我偏要证明给你看"的那种。这在某种程度上还是为父母而活，也就是俗称的"置气"。找到了自己真正喜欢的事，也就找到了人生的目标，接下来就为之努力。每靠近它一点，你的快乐也就多一点，你的自我也就强大一点。

自内而外地建立自我，这是成长最健康的方式，也是最安全的方式。这样建立起来的人格，坚强、自信而有弹性，富有创造力。

别人强势，只是因为我们太容易妥协。做一个对自己有清晰判断、有主见的人，是抵御完美主义者入侵最根本的解决之道。

我曾经写过一篇随笔，里面有两句话我想说给大家："真正的成熟就是有勇气成为和偏执的父母不一样的人，并原谅他们的执念。"

第八章

世界上最不了解我的人

中国人有一句俗话："知子莫若父"。

在农业社会，凡事请教父亲，大概出不了大错。再说，生活出路本来就不多，士农工商，你总得占一样。对于有经验的长者来说，人生种种就像田间阡陌那样，脉络清晰，明朗可见。所以儿子的心思，父亲也不难猜。

但是如今中国已全面进入现代社会，变化一日千里，几十年前的人生经验似乎不再那么有借鉴意义了。

现今时代，同一屋檐下的两代人，脑袋里的想法可能大相径庭。受过良好教育的儿子，可以用新的知识、新的视角解读父亲的人生；而知识储备落后的父亲，却不见得能理解儿子的想法。

很多中国人在成长中遭遇过不同程度的父爱缺失，有的人终其一生都在纠结父亲的理解与认同。

实际上，我们真的那么需要父亲的理解和承认吗？

你想要什么——理解还是尊重？

自古以来，父亲就是家庭里的权威，他要为妻儿提供生活保障，还要为孩子树立道德典范，他是家庭的支柱，是高高在上的评判者。传统、典型的父亲，不需要有个性、喜好、情趣，在养家糊口之外，他只需具备一些最基本的美德——勤劳、诚实、正直，就可以进入"中国好父亲"的殿堂，享受后代的赞美和追忆。在孩子面前，他总是绷着一张脸，习惯性地保持镇定自若、神秘莫测。跟儿子倾心交谈，会让他们浑身不自在，找不到做父亲的感觉。

父高子低。很多父亲觉得，和儿子交朋友、平等对话，做父亲的就要"放低身段"。而能和自己父亲做朋友的儿子，几乎就像抽中大奖那么幸运。

但为什么还有那么多父亲，肯支持孩子的选择呢？因为他们懂得爱，懂得尊重，懂得包容。

大约五六年前，我认识了一个 13 岁的少年，他被学校老师认为是问题儿童，很难管教。因为他刚刚小学六年级，就在学校里悄悄贩卖卡通画片，一个月赚了六七百元。老师没收了他的卡片，还在全校大会上批评了他。与此同时，他的学习成绩一塌糊涂，而且，他对此满不在乎。学校老师为此几次请家长，请他们好好管教下这桀骜不驯的少年。

但是，当我见到这个别人口中的"差生"时，却一下子就喜欢上这个孩子。他不像很多被父母老师宠爱的好学生那样乖巧、听话，而是很有主见、举止自信。我们没有聊学习问题，而是从导致他被学校老师告状的卡片事件开始聊起。当时，我坐在一张椅子上，而他半坐半靠地坐在飘窗窗台上，姿态轻松自然。兴奋之时，还站起来随意走动。下面就是我们的主要对话：

我：你怎么想起来卖卡片的？同学为什么跟你买？他们可以在外面买新的呀。

他：老师你不懂这个。这些卡片都是购物赠送的，现在买方便面或是小玩具都会赠送这种卡片，但每一包里的卡片图案是随机的。比方说，有的人买了包方便面，打开一看，卡片的图案自己已经有了，就随手一扔。然后，我就靠捡这些别人随手扔掉的卡片，慢慢集齐一套。如果有人想要一整套三国，但是买几十包上百包方便面，也不一定找得全。但是，如果他找我，买一套只需要几十元，你说他愿不愿意买？

我：你是怎么想到这主意的？我就想不出来。要集齐这么多套的卡片，得需要不少精力吧？

他：老师，你得了解人性的弱点。我们学校有将近2000名学生，学校门口有一个小卖部，两家超市，每天都有人买方便面、小玩具。里面的卡片大部分都是重复的，他们就不要了。很多人为了找全卡片，买了很多不必要的东西，太浪费。我这种方法，不需要买那么多东西，一样可以集齐全套。大家花钱买方便，何乐不为呢？

我：你确实动了脑筋，还懂得利用人性的"弱点"。

他脸上露出怜悯的表情。

他：老师，这是我们的口头禅，别人夸你某件事做得好，你得谦虚一句。

我：实话实说，我觉得你确实很"厉害"。

他挠挠头，好像很不好意思。

我：你觉得学校里的老师为什么对你有意见？

他：老师，你知道吗？我6岁那年生了一场病，导致我晚上了一年学。所以我比同学大1岁，他们不理解的事情，对我来说就很容易。所以我的老师觉得我把同学们带坏了，总要压制我。

我：你觉得你和你爸妈之间存在什么矛盾呢？

他：他们就是太着急了，我说的话他们都不耐烦听，总想压我一头，好像我今天不学习，明天就要进监狱一样。我特别反感他们这种态度。

我：但是，你心里还是想好好学的。

他：那当然。卖卡片也做不长的，要是超市老板想到这一点，我就没得做了。

我：你能不能加我微信？我特别想知道你10年后、20年后在做什么。

他：老师，你是世界上最了解我的人。

说实话，当时他跟我解释自己的生意经时，我并没太听懂。

上面这番对话，实际上要长得多。因为我表现出尊重和倾听的意愿，他就很耐心地解释给我听。我想正是这种平等对话的态度，让他放松了戒备，能够正常交流。

我喜欢这个孩子的理由，不在于他比别的孩子显得聪明、早熟，而是他知道自己想要什么，以及怎样得到。这是多么令人羡慕的能力啊！有了这个能力，他可以在人生的很多重要时刻，为自己做出正确的决定，只要这个能力没有被抑制、被摧毁。

他能意识到自己的年龄优势是他能想出好主意的主要原因，说明他能客观看待自己；老师对他有意见，他能够判断出老师的真实想法是"怕我带坏了同学"，说明他能察觉别人的内心；他跟父母关系不好，他也能看清其中的主要矛盾。我们的父母和老师，习惯了教育懂事、听话、没有主见的"乖孩子"，对这样自然发展的孩子反而不知所措了。

在他的心中，老师和父母是因为不了解他，才不尊重他。他想了很多办法解释自己，他们却并不理睬，反而以势压人。所以，他对他们关上了心门，表现出一副针锋相对的姿态。其实，当时我也没有完全了解他的想法，只是我懂得尊重，愿意倾听他的想法，才得到他的信任。所以我说，从孩子的角度讲，他们真正渴望的其实是尊重，而不是百分之百的了解。

二三十年一代人，父母孩子的经历不同、理念不同，哪有那么容易就相互了解？但是不了解没关系，你得尊重。如果对方画出了清晰的边界，你就要小心地站在边界的外面，表现出平等的姿态，愿意沟通、对话，了解对方的立场、主张。这种友善的态度，就是真正的爱——虽然我听不懂你的话，但我愿意倾听，愿意尊重你的决定。

有时候，谈话的态度比内容还重要。我特别敬佩那些能够和自己孩子，尤其是男孩，坐下来友好地交谈的父亲。而那些自认为是人生导师，用说教代替对话的父亲，被十几岁的孩子顶撞，自己还一肚子火，真是一点也不值得同情。

2018年9月，北京师范大学面向全国18万余名学生和3万余名班主任，开展了一次有关全国家庭教育状况的调查。报告显示：有40%~60%的八年级学生认为，父母对自己的心理状况、兴趣爱好或特长关注很少。部分学生认为父母不尊重自己的情况主要表现为：父母不听解释就批评我；父母从不认真回答我的问题；父母从不认真听我把话讲完，总是打断我；当我和父母有不同意见时，父母从不允许我表达自己的观点；父母要求我做某件而我不愿意做的事情时，从不会向我耐心说明理由。

疗愈之道：理解、接纳"不完美"父亲

世间没有百分之百的互相理解，你可以尝试接纳父亲的"不理解"。

很多做父亲的，放不下自己的架子，喜欢拿成年人的标准来要求孩子，总觉得孩子做得还不够好，鼓励孩子就等于纵容了他

们的缺点。这是他们的执念，也是他们的认知盲区。如果过分依赖父亲的评价，那么他的不理解、不尊重，会真正地伤害你。

期待父亲理解，就是潜意识里还拿他们当评判者。长大成人的你，真的需要这个吗？他的不理解属于他的遗憾，你的价值并不因此而打折扣。来自父亲的理解，其实真的没那么重要。

你们相差几十岁，相互不理解原本就无可厚非。如果他完全理解你、认同你，可能是他太超前，也可能是你太落后。父子之间的不理解是一种常态，心心相通才是少数。不管什么时候，他人的尊重与承认，都代替不了自尊和自我接纳。他的不理解，可能是你成长的契机。是时候建立一套自己的评价标准了，这世界的对与错，是与非，美与丑，早就在等你重新定义。

父亲能做什么——管教还是陪伴？

所有的青年人眼里，父亲是多么严厉的法官啊！

——忒壬斯

提起父亲，我们的心头是沉重的，又是含糊的。他总和一种强大的、不可改变的力量相连，我们跟父亲的感情，也比跟母亲要复杂得多。即便他们不像母亲那样经常陪伴在我们身边，但父亲的角色却长久地影响着我们的生活。

在传统社会里，父亲的角色偏重于一家之长、道德权威。他为家庭做决策，并确保孩子发展出恰当的价值观。进入现代之后，父亲的道德角色被削弱了，他成了家庭的经济支柱，以及男孩寻求性别认同的模范。最近这几十年，父亲作为孩子生活中的"照料者"角色，越来越引起心理学家的关注。

从个人成长的角度来看，父亲的角色拥有丰富的含义。他不仅是孩子生活的供养者、道德规范的引领者和性别模范，也是孩子生活的参与者，承担着对孩子进行养育、沟通、支持、鼓励、回应的责任。如果一个父亲能很好地融合这些角色，孩子就能够更加健康地成长。

对于孩子的心理成长，父爱母爱应该各司其职、缺一不可。母亲的温暖、慈爱会让孩子觉得安详、宁静，对环境充满信任；而充分的父爱则可以帮助孩子发育出良好的社会属性。

父亲在孩子生活中的参与程度，对孩子的人格形成、认知和行为、成年后的亲密关系都有重要的影响。研究表明：父亲照料小孩，能够促进孩子认知和行为的发展。父亲参与程度高的家庭，孩子智商更高，学业成绩更好，更少出现问题行为。父亲参与程度不高的家庭，孩子在社会适应上容易出现问题。

调查显示：家庭完整，和父亲拥有高质量关系的孩子，与完整家庭中父亲参与度低的孩子相比，前者在青少年时期品行不端的概率只有后者的一半。在完整家庭中成长，但父亲参与度较低的孩子，品行不端的概率是最高的，甚至高于单身母亲抚养的孩子。

也就是说，那些夫妻长期冷战，父亲很少在家，徒有形式的家庭；或者父亲极其忙碌，很少关注子女成长的"丧偶式育儿"家庭，孩子的成长环境，比那些母子之间能够良性互动的单亲家庭还要糟糕。

父亲的参与程度也会影响孩子的精神健康。家庭完整但父亲参与度较低，孩子的抑郁症发病率，高于单身母亲抚养的孩子。

父亲与孩子的关系，也会对子女成年后的亲密关系造成深远的影响。在父亲参与程度不足的家庭，孩子会发展出"父爱饥渴"情结。而童年时跟父亲关系良好的孩子，成年后更容易有亲密美好的婚姻。

父亲是孩子生命中第一个成年男性，他的形象会给自己的孩子树立起"男人应有的样子"，他对待女性的方式也会成为孩子学习的样板。如果父亲与母亲分担家务，长大后男孩会懂得尊重女性，与妻子和睦相处；女孩则会更自尊、更自信，有更高的事业追求。

如果父亲对待伴侣的方式是满怀爱的、彼此信任的，双方的关系是亲密的、有回应的，那么孩子就能学会用同样的方式去爱一个人，信任一个人，更容易建立亲密和谐的婚姻关系。如果父亲对母亲态度粗暴，忽视或打骂母亲，孩子将来对家庭暴力就更有容忍度。而且，他们中受虐者的比例会高于施暴者。

现代都市里父亲忙于工作，而把关爱教育子女的责任都推给母亲的情况特别普遍。中小学开家长会，妈妈是绝对主力，爸爸成了"珍稀动物"。更让人遗憾的是，有的父亲竟然以此为荣，美其名曰"男主外，女主内""我负责挣钱养家，你负责家务带娃"。男人们以为自己承担了家庭的主要责任，妻子做的不过是些没有难度的琐碎事务，有意无意间，轻视了母亲对家庭的贡献。父亲的缺席让母亲孤立无援，压力倍增。管得好是你应该的，出了问题是你的责任。平时袖手旁观、坐享其成，出问题时就兴师问罪。

如果母亲自己有工作，尽管家里家外一肩挑让她忙碌不堪，她至少还有家庭之外的朋友，可以排解情绪。如果母亲全职在家，真的会战战兢兢、如履薄冰。我见过很多全职太太，她们都有明显的焦虑情绪，对孩子的一点点小事都紧张兮兮，跟孩子的沟通不良，状况频出。孩子整天跟焦虑的母亲打交道，情绪处理能力也会受到消极影响。全职太太看起来生活悠闲，没有压力，其实她们的压力是隐形的、慢性的、长期的。

根据我的个人经验，被父亲熟悉和关爱的孩子，普遍表现良好，性格开朗自信，很有亲和力。而容易出状况的，都是那些母亲全程管教的孩子。

一个15岁的男孩，保持专注力不能超过20分钟。上课的时候，他总是用各种理由开小差，分散老师的注意力。老师注意到他，他就会面露喜色，一点儿也不在意被批评。在谈话的时候，他会故意做一些小动作来吸引别人的关注。

他的父亲工作很忙，很少待在家里。母亲没有工作，把全部精力用来照料家庭和孩子，母子俩都依靠父亲的收入维持生活。父亲在家里沉默寡言，但享有权威。母亲在父亲面前显得很谦卑，父亲一发火，母亲就很自责。从小学高年级开始，这孩子就开始表现出各种问题行为，学习成绩差，喜欢招惹同学。每当母亲跟父亲反映孩子的问题，父亲就会把孩子叫过来一顿责骂。责骂过后，孩子会老实一段时间，但看到父亲不再搭理他了，他又会故态复萌。

淘气，成了他吸引父亲关注的手段，甚至是对妈妈的一种援助。因为父亲只有在觉得家里发生大事时，才会回到家里，母亲才不再那么孤独。况且，有自己吸引父亲的"火力"，也可以减轻母亲的压力，他是在用自己的方式"帮助"妈妈。

疗愈之道：时间不够用，就求高质量

父爱不应该只是板着面孔的说教，还应该有温暖的陪伴。有时候，温暖的陪伴比说教更能贴近孩子的心。在有限的时间里，父亲完全可以给孩子高质量的陪伴，比如，多跟孩子们做游戏，支持他们的爱好。最终，那些被"浪费"的时间，才是孩子心中最美好的回忆。

我父亲虽然脾气暴躁，但是他也给过我们很多高质量的陪伴。

他喜欢做木工，我觉得这个工作非常迷人，在旁边看得入了神。

他就递给我一把小号的刨子和一些小块木板，教我怎么均匀用力地把木板刨平。一开始我完全不得要领，木板坑坑洼洼，浪费了好几块。但是他一点儿也不着急，还放下自己的活儿耐心指导我。直到我掌握了正确的方法，最终做出成品。

他还用木头锹出一辆微型马车，跟一本书差不多大，再用轴承做轱辘，布带子做缰绳，把我们家养的兔子拴在车辕上做马。兔子特别胆小，我们一撒手，兔子就疯狂地满地乱窜。我这才知道，原来兔子跑的时候从来不走直线，而是走"之"字形。当时我家院子里围了好多孩子，我们欢呼着、奔跑着，想要抓住疯跑的兔子，简直像过节一样快乐。

类似这样的画面还有很多。在我心中，这些美好温馨的瞬间，具有一种强大的力量，最终融化了那些痛苦的记忆。

孩子的童年只有一次，稍不留神孩子就长大了。所以，即使忙碌，也要抽出时间陪陪孩子。实际上，你从孩子身上得到的快乐，并不会比孩子少。

你在做什么——逃离还是寻觅?

有时候，遇到好人和做个好人同样重要。

——作者题记

陶英终于下定决心离开丈夫鹏，这是她第三次提出离婚。16年来，在外人眼里儒雅正直的丈夫，一直对陶英实行家庭暴力、精神控制。这一次，他竟然拿着刀威胁要杀死陶英。

他们初相遇的时候，陶英才25岁，而鹏已经47岁，还离过两次婚。他满腹学识、口才出众，而且外形阳刚、作风强硬，充满男性魅力。在陶英心中，他是个完美的男人，她崇拜他，主动向他表白。鹏接受了她的追求，他们在一起了。

鹏比陶英大22岁，还离过婚，陶英的父母不能接受女儿嫁给一个"老头儿"。父母的反对反而坚定了陶英的决心，一定要证明给父母看：自己的选择是正确的。

陶英跟父母的关系一直不太好。在某种程度上，陶英和父母的感情冲突，与她后来的婚姻不幸，有某种"诡异"的因果关系。

陶英的母亲各方面条件都比父亲强，为人要强而且爱面子，经常冷言冷语讥讽父亲。为此，父母经常吵架。陶英6岁的时候，亲眼见到爸爸拿生铁铸的打气筒敲妈妈的头。母亲向亲友和单位求助，父亲被单位教育后，没有再敢动手打妻子。陶英的妈妈在家里渐渐占了上风，爸爸开始很少回家，父母之间开始变得冷淡、疏远。

一个正面的父亲形象，是孩子建立身份认同的重要条件。一个窝囊的、被母亲打压的父亲形象，会让孩子的身份认同发生混乱。父亲因为施暴受惩罚，变成家里的边缘人物，这个转变让陶英无所适从。一方面，她痛恨父亲的错；另一方面，她又需要父亲的肯定。而一个粗暴的、错误的、缺乏权威的父亲很难满足她的期待。陶英对父亲的情感，是既憎恨，又害怕；既蔑视，又怜悯。如此复杂的情感，一个只有6岁的孩子是很难处理的。所以，陶英的心底一直在寻觅一个足够强大、正面的父亲形象。当她见到鹏的时候，鹏的形象和她理想中的父亲形象重合了，她义无反顾地爱上他，以此来弥补童年时的感情缺憾。

另外，父母扭曲的关系，让陶英的内心深处的自我认同处于分裂状态，这种分裂是她成年后患上轻度躁郁症的原因。

陶英的丈夫鹏出身于部队高干家庭，他一直在寄养家庭生活到7岁才回到父母身边。从小生活在陌生人家里，他学会了保护自己、攻击别人。和陶英结婚之后，鹏开始对陶英实施全面的控制。他照顾她的生活，但是她必须服从他，任他支配，连她的工资都掌握在他手里。

陶英很信赖丈夫，毫无保留地把自己跟父母的矛盾告诉丈夫。

鹏果断地告诉陶英："你的父母不爱你，他们是你一切不幸的来源。只有彻底跟他们切割，完全站在自己这一方，才能得到幸福。"陶英偶尔跟父母沟通，鹏就斥责陶英背叛自己。为了向丈夫表达真心，她被迫疏远父母家人，在最初六七年里，陶英的生活中只有鹏一个人。

鹏喜欢用贬低性的语言羞辱陶英的人格。对于丈夫的精神虐待，陶英一开始还在抗拒，她向丈夫真诚剖白，力图获得他的认可。但是她所说的话，反过来又成了鹏攻击自己的把柄。鹏嘲笑她的感觉、想法、期望，说她"自作多情""不自量力""愚不可及"。这让陶英痛苦不堪。

鹏在最需要父母保护的时候，生活在没有血缘关系的寄养家庭，这个环境让他内心极度缺乏安全感。他不得不时刻保持警惕，防御外界可能的伤害。这种特殊的成长经历，让他对亲密关系形成了畸形的观念，他很难发自内心地信任和亲近他人。外人的靠近让他焦虑、恐惧，"要么服从，要么战斗"，这是他对走近他身边的人发出的信号。

可以说，他身上的硬汉气质，不过是一种自我保护本能的不断强化。可惜，这种虚张声势的做派，被自我认同分裂的陶英当成了男性价值的核心。而陶英对父亲的寻觅，又被鹏当作渴求庇护与服从的愿望。两个人都误会了对方，这几乎注定了婚姻的悲惨结局。

为了反抗鹏的控制和虐待，陶英返回家乡，在省城找了一份工作。这件事让陶英的母亲觉得颜面扫地，母亲对她冷言冷语。陶英觉得自己刚逃出丈夫的身心控制，又重回令她疲惫、纠结的童年。

　　有一次，陶英发现自己躺在床上忽然起不来了。她使劲拉着自己的头发，费了10分钟才起来。她很恐慌，以为自己瘫痪了。陶英当时住在妹妹家，妹夫对她说："姐，你可不能病在我们家啊。"陶英一下子觉得自己无处可去了。她想，这世界上唯一能够接纳自己的只有鹏了。她给鹏打了电话后，鹏立刻把陶英接回北京。

　　不久，他们结婚了。但是陶英感受不到幸福，她觉得自己无处可去。后来，他们结婚了，孩子也出生，他们度过几年平静的生活。然后又是故态复萌——争吵、斥骂、殴打。

　　陶英精神崩溃了，她患上抑郁症，开始定期接受心理治疗，并服用抗抑郁药物。经过一段时间治疗之后，陶英认识到：她想靠婚姻来弥补父爱的缺憾，反而付出了更大的代价。她决定无论如何也要离开丈夫。

　　陶英寻觅了多年的完美父亲的化身——她的丈夫，由于自身的性格缺陷，在亲密关系方面存在严重问题。他的"自恋-攻击"倾向，让他在亲密关系中处于控制、剥削他人的位置。而陶英自己，本身就是没有长大的小女孩，敞开内心，渴望父亲的疼爱、认同。结果，鹏身上的那些尖锐的刺，全都扎在陶英身上，变成吸血的管道，抽走她健康的生命力，让她越来越破碎、残缺。

疗愈之道：重建完整自我，寻找积极、健康的亲密关系

没有人会否认，父亲对女孩的成长有重要影响。同男性一样，女性也需要在父亲的形象上寻找自我认同。如果父亲的形象是积极的、正面的、完整的，那么女孩的自我认同也会是积极的、正面的、完整的。如果父亲的形象是消极的、懦弱的、自相矛盾的，那么女孩的自我认同就会出现裂痕。这种裂痕会干扰女性的人格成熟，进而影响亲密关系的建立。我不能说，所有爱上年长男性的女孩都有心理问题，也不能说所有的"忘年恋"都隐藏着某种危机。但是，这种关系一定会反映女性内心的某种需求，而这种需求的形成，多半可以在她的童年经历中找到线索。

如果你经历过"忘年恋"破裂的痛苦，那么你可能领悟到：通过与年长男性的亲密关系来解决与父亲相处中存在的问题，并不是一种可靠的办法。只有遇到心理健康、成熟、友善的男性，这个关系才会给你带来有益的成长。如果你不幸遇到自身有缺陷的男性，你就可能承受不必要的痛苦、曲折。有时候，遇到好人和做个好人同样重要。如果你感到自己在亲密关系中被榨取，那么，相信自己的直觉，离开可能是更好的选择。

属于自我成长的事，要靠自己解决。只有内心完整、自信，才会收获有价值的亲密关系。"小鸟依人"这词听上去很美，但听听就算了，千万别当真。别把软弱、依赖当成优点，也别把"大男人"看成生活中的救世主。如果在你心中，一副"坚实的臂膀"是人生唯一的依靠，那么它就有可能变成控制的铁钳。

父亲到底是什么——权威还是亲人？

必要的话，谦卑是父亲必须经历的一种体验，以使他的权威得以净化。

——鲁格·肇嘉

一个很耐人寻味的文化现象：典型的中国父亲基本上都是"保守派"。而孩子是未来的，他们的身心健康，关系人类未来的幸福。

……

去年春天他给我几次信，用哀恳的情感希望我回去，
他要嘱咐我一些重要的话语，一些关于土地和财产的话语：
但是我怫逆了他的愿望，并没有动身回到家乡，
我害怕一个家庭交给我的责任，会毁坏我年轻的生命。
……

用批颊和鞭打管束子女，他成了家庭里的暴君。

节俭是他给我们的教条，须从是他给我们的经典，

再呢，要我们用功念书，密切地注意我们的分数，

他知道知识是有用的东西——一可以装点门面，二可以保卫财产。

……

少年人的幻想和热情，常常鼓动我离开家庭：

为了到一个远方和都市去，我曾用无数功利的话语，骗取我父亲的同情。

一天晚上他从地板下面，取出了一千元鹰洋，两手抖索，脸色阴沉，

一边数钱，一边叮咛："你过几年就回来，千万不可乐而忘返！"

而当我临走时，他送我到村边。

我不敢用脑子去想一想，他交给我的希望的重量。

我的心只是催促着自己：

"快些离开吧——这可怜的田野，这卑微的村庄，去孤独地漂泊，去自由地流浪！"

……

在那些黑暗的年月，他不断地用温和的信，

要我做弟妹们的"模范"，依从"家庭的愿望"。

又用衰老的话语、缠绵的感情，和安排好了的幸福，来俘掳我的心。

当我重新得到了自由，他热切的盼望我回去，他给我寄来了仅仅足够回家的路费。

……

但是，他终于激怒了——皱着眉头，牙齿咬着下唇，显出很痛心的样子，

手指节猛击着桌子，他愤恨他儿子的淡漠的态度，

——把自己的家庭，当作旅行休息的客栈；用看秽物的眼光，看祖上的遗产。

为了从废墟中救起自己，为了追求一个至善的理想，我又离开了我的村庄，

即使我的脚踵淋着鲜血，我也不会停止前进……

……

在他出殡的时候，我没有为他举过魂幡，也没有穿过粗麻布的衣裳；

我正带着嘶哑的歌声，奔走在解放战争的烟火里……

母亲来信嘱咐我回去，要我为家庭处理善后。

我不愿意埋葬我自己，残忍地违背了她的愿望，

感激战争给我的鼓舞，我走上和家乡相反的方向——

因为我，自从我知道了，在这世界上有更好的理想，

我要效忠的不是我自己的家，而是那属于千万人的，一个神圣的信仰。

这首诗节选自现代诗人艾青的长诗《我的父亲》。1941年，艾青已经在延安了，他听到父亲的死讯，没有回家乡奔丧，而是写了这首诗来怀念父亲，反思和批判他的保守。

艾青的父亲蒋忠樽是一位开明地主，自己受过旧式教育，却把儿女都送进新式学堂读书。他是村里唯一订阅报纸的人，家里经常招待受过西式教育的人。他关心时局，却终生没有走出乡村。在激烈变化的时代里，他固守着土地和传统，走在祖祖辈辈的老路上。他花费重金支持长子出国留学，却希望他回家来继承家族的事业，做孝悌的榜样。父亲的皮鞭和叹息，都未能留住一颗注定要远走高飞的心。一个向往未来的儿子，必定要超越父亲的价值观，才能成就他自己生命的辉煌。艾青是传统文化的"逆子"，却是时代进步的推动者。

倘若艾青选择做"孝子"，就没有我们今日熟知的大诗人艾青，也没有那些热血澎湃的诗篇。这是他父母的失落，却是现代文学的幸运。人生，注定是一场与父亲越走越远的旅程。

李峰觉得，最近他开始和父亲有得聊了。

李峰大学毕业后分到国营单位，30岁那年，他从单位辞职下海。那时候，他的孩子还没上小学。父亲想不通：单位福利那么好，再等两年就可以低价买房，社会认可度高，人脉广，李峰为什么非要出去自己打拼？但是李峰觉得国营单位发展空间不大，想趁年轻出去闯闯。父亲在国营单位工作了一辈子，退休时已经做到高工，德高望重，受人尊敬，他无法理解李峰的选择。为这事，父子两个一直别别扭扭。虽然表面上没吵没闹，但是父亲对他总是淡淡的，而对他留在国营单位的哥哥很热乎。

家庭聚会，酒酣耳热之际，就是大哥意气风发的时候。什么部里领导又到单位参观啦，什么单位某领导委派他重任啦，什么项目马上派他公费出国学习啦等，总之就是各种风光得意。每当这个时候，父亲就两眼放光，频频点头，还不停地打听"那谁谁退休了没有""谁谁又提拔了没有"，或者夸耀"谁谁当年是我的徒弟"等。俩人聊得那叫一个起劲，一副中流砥柱、傲视天下的样子。连碰杯的时候，父亲都是跟大儿子说话多，跟小儿子就意思一下而已。

这个时候，李峰就会想起小时候，每次学校发成绩，大哥比他多考几分，排名比他高几名，父亲就会特意奖励给大儿子一碗红烧肉，笑眯眯地看着他吃光。那时候，他觉得自己被父亲深深地嫌弃了。

偏偏李峰的创业之路又不太顺利，折腾了几个项目，搭进去不少钱，就是没什么结果。而大哥刚满40岁，就被提拔为分公司经理，下一步就是总经理助理。老爸当了一辈子工程师，专业是大拿，但是不习惯官场。这个总工，还是退休前给的，算是安慰奖。

看大儿子仕途顺遂，父亲打心眼儿里得意。

有一次母亲对他说：小时候你哥哥的成绩比你好，你爸爸担心你考不上好大学。我就跟他说，不要紧，对老大盯紧点儿，等他考上好学校，后边这几个，都得跟着学。果然，你哥考上985名校之后，你和你妹都开始铆劲儿学了。李峰忽然明白了，小时候父亲给哥哥做红烧肉是什么意思。这么多年，父亲仍然是自己心中的评判者。想想当年自己从国企辞职创业，也是抱着一股想跟哥哥竞争的劲头，希望父亲高看自己。

想通之后，李峰心里就卸下了包袱，在父亲面前不再觉得矮一头了。以前生意不顺，他总硬挺着，什么都不跟父亲讲。父亲虽然已经两鬓苍苍，却还有一种无形的权威，让他不能坦然面对。李峰不说，父亲也就不打听。

这回，他请父亲喝了顿酒，把前前后后的事情大致说了一遍。父亲一边喝酒，一边皱着眉头想心事。最后父亲说了一句："明天你开上车，带我去拜访拜访那些老同事，看看谁能帮上忙。我还有几个当年的徒弟在职管事，找他们也许有用。"他跟父亲互相举了下酒杯，把杯中酒都干了。这一次，他觉得两个人的心结都打开了。30多年了，他第一次感到和父亲这么亲近。

小时候，我们通过父亲才接触到家庭以外的世界。主宰这个世界的，不是脉脉温情，而是理性与规矩。那些严肃古板、不苟言笑的父亲，或者是苛求完美、很少鼓励孩子的父亲，他们内心里都会这样安慰自己：我不过是想让他提前熟悉下社会。他们努力做一个合格的权威，却忘了自己原本也是孩子生命中的亲人。

疗愈之道：认清自己的态度

父亲到底是权威还是亲人？这取决于我们自己的态度。人生的烦恼，大半可以通过改变认知化解。

人们之所以那么看重父亲的评价，不过是因为潜意识里还不信任自己的力量，所以才需要一个高高在上的评判者、引路人。大多数人对父亲的感情，都掺杂着畏惧、迷信，潜意识的模仿、服从，但他也不过是个普通人。你所面临的困惑，他都经历过，甚至比你更严重。父亲，可能是这个世间最不了解我们的人。我们与父亲的隔阂，本是时代发展的必然。对父亲的超越，也是生命成长的必然。什么时候我们不再渴求父亲的理解，那就是我们真正成熟和强大的时候。

第九章

我们家最孤独的人

慈母——你的名字是孤独

惨惨柴门风雪夜，此时有子不如无。

——黄景仁

我儿子刚出生的时候，我们一家三口在公婆家里住了一个多月。时间长了我才发现，婆婆其实是这个家里最孤独的人。

除了睡觉以外，每天属于她自己的时间，只有打坐练功的一个多小时，剩下的时间都在为别人操劳。她个子不高，瘦瘦小小的，一个人长时间地待在厨房里，慢条斯理地干那些仿佛永远也干不完的家务活。光是给一家人打理一日三餐，以及刷锅洗碗，打扫房间，就要消耗大半天的时光。她会把所有弄脏的、弄乱的东西全部清洗干净，再回归原位。所有的家具、用具、餐具都擦得一尘不染，光可鉴人。当她专注工作时，她的脸色是平静的，脸上没有一丝表情，仿佛就是一个上了发条的机器，永远不紧不慢地工作着。

除了我，其他人都很少跟她聊天，因为她总是在忙。当我给她帮忙时，她都会表示不需要，和蔼地让我回去休息。我发现无论我做什么，都无法影响她的节奏和计划。我的工作成果被摆在表面上，等待她最后归位，工作才算完成。她不会告诉我应当放在哪里，也不会指导我怎样和她配合，我的帮忙好像是多余的、不受欢迎的。她不是不信任我，而是多年的操劳已经让她和这些工作合为一体，她不知道怎么和别人分享这一切。

多年以后，我还能体会到她的孤独：一个活生生的人，变成一个没有感觉、没有情绪，和别人没有交流的机器。在她的身边，时光也静止了，她就是操劳本身。我想她原本也有情绪，也有过怨言，但这些都在漫长的岁月中被忽略了。她的平静、缓慢和专注，也许正是她用来对抗孤独的武器。她把每一件细微的工作做到精致、无可挑剔，以此来压制内心的情绪。别人遗忘她，她遗忘自己。在外人眼中，我的婆婆是一个标准的贤妻良母，永远不急不躁、任劳任怨，为家人奉献。而我看到了她的孤独与绝望。

同孤独相比，劳累简直不算什么。劳累只是身体的疲倦，孤独却是精神的空洞，是对个人价值的忽视、否认。人们享受着母亲的劳动成果，却不知晓母亲的内心感受，这种被遗忘、被忽视的感觉，可以抵消所有对母亲的赞颂。

很多产妇因为激素的变化，得了产后抑郁。再加上坐月子，产妇与社会疏离，自我价值失落。抚养婴儿的烦琐，让母亲的社会连接变弱，延缓甚至中断了母亲的个人发展。新手母亲的心理健康，和婴幼儿的健康成长息息相关，必须加以重视。

日本媒体报道过一件令人匪夷所思的事情：一个年轻的母亲山边仁美沉迷打游戏，对孩子疏于照料，以至于刚满周岁的孩子被饿死了。这个母亲刚刚 25 岁，却生育了 3 个孩子，老大 4 岁，老二2岁。因为连续数年在家照顾孩子，没其他事情可做，山边仁美就靠打游戏消磨时间。后来她玩游戏上了瘾，怎么也停不下来，做饭都顾不上了，实在饿了就去冰箱里找点吃的。两个稍微大一点的孩子，已经学会自己找东西吃。但是最小的孩子才1岁多，饿了就只知道哭。山边仁美沉醉在游戏中，并不理睬幼儿的哭闹。实际上，她自己的吃饭问题也是问题，有上顿没下顿是常态，母乳非常缺乏，使得孩子没有足够的营养摄入，最后竟然被活活饿死。

孩子被饿死的时候只有不到4公斤，还不到健康孩子体重的一半。可见这个孩子因为长时间没有营养摄入导致体重下降，是在营养不良的情况下器官衰竭而死的。这个母亲最终被法院判处有期徒刑6年。

判决生效之后，有记者曾采访过这个母亲，她的回答令人惊讶："没有人能帮我照看孩子，心就像要炸开一样。不知不觉间觉得，与游戏中的好友聊天，要比自己的孩子更重要。真正的世界在游戏里，现实世界是假的。"

新闻传开之后，人们大多在谴责这个年轻的母亲"丧尽天良"，连自己生的孩子都不照顾，导致幼小的孩子被活活饿死。也有人关注到母亲的年龄，指出母亲过于年轻，才沉迷游戏，缺乏责任心，不具备做母亲的成熟心智，"自己还是个孩子，却要养孩子"。但是应该指出的是，这个年轻母亲已经25岁，也不是初为人母。无论是责任心，还是抚养经验，她都比新手母亲要强很多。她的问题在于孤独。没人帮她照看孩子，她"被迫"和3个孩子整天待在家里，最小的孩子才1岁，可见起码最近五六年的时间，这个母亲是缺乏社会交往的。玩游戏、和游戏好友聊天，是她满足自己社交需求的主要方式。

据报道，山边仁美是在6年前通过网络游戏认识丈夫的，他们结婚后，总共生下3个孩子。结婚后，丈夫回到家里也是一直看约会网站和玩游戏，根本不帮助她照顾孩子。她觉得自己没有价值，也花费更多时间在游戏上。她白天经常玩手游，等到孩子入睡之后便回到不远的娘家玩电脑游戏。除此之外，她还要时刻不离手机，这样才不会错过和好友的任何聊天信息，因此不去照顾孩子。如果她的丈夫对这段婚姻更投入，一起照料孩子，和妻子有更多感情交流的话，山边仁美就不会那么沉迷游戏了。谴责失职的母亲太容易，但失职的丈夫却被过分宽容了。

没有人能在缺少社会交往的情况下生活太长时间。在荒岛上，鲁滨孙至少还有个星期五陪伴。是人就有情感需求，需要和别人交流，得到他人的关注和肯定。在五六年的时间里，山边仁美的生活圈子就局限在身边3个孩子上，烦琐枯燥的生活、沉默寡言的丈夫，让山边仁美感觉自己就像生活在孤岛中。所以说，年轻母亲沉迷网游只是这个极端事件的表面，母亲缺乏丈夫支持，陷入孤独绝望才是实质。

传统式慈母与世界的交流是单向的，只输出、不输入。哺育既是生命繁衍的必需，而养育的过程也必须有多方面的能量输入，才可能有新生命的成长。光靠母亲单方面的输出，是不可能成就子女的。教育，或者说良好的亲子互动，本身就是一种能量输入的过程。孩子的健康成长，需要父亲输入更多的能量。做父亲的，应该承担起精神的责任，支持母亲，尊敬母亲，与母亲亲密合作。这样的家庭环境，才会造就身心健康的人。

一个孤独憔悴的母亲，对整个家庭都是有害的，而最直接的受害者就是让她成为母亲的那个人——她的孩子。

妈妈的英雄——恋子情结的背后

母亲对我的爱之伟大，让我不得不用我的努力工作去验证这种爱是值得的。

——夏加尔

不能否认，照料婴儿的职责和母亲个人的发展是有冲突的，以前解决这个冲突的方式就是对"牺牲者慈母"的讴歌。女人们被迫放弃个人的社会发展，待在家里，照管家务，养育子女，这就是父系社会里母亲的价值体现。在封建时代，一个男人读书做官到了一定高位，就可以申请旌表自己的寡母。这已经是一种国家层面的补偿，用外在的荣誉来酬报母亲为家庭及儿女所做的牺牲。

我们尊重母亲，但是这种尊重却不允许超过父亲。母亲养育了自己，但父亲引领自己走向社会，实现自我。母亲的人生价值只能靠丈夫和孩子的成功来体现，倘若丈夫和孩子无所作为，母亲这一辈子岂不要落空？但是对这样任劳任怨的母亲，我们仍然冠以"贤妻良母"的美名。

很多女性放弃了个人发展的女性，在经济上、情感上都更加依赖丈夫和孩子，当她们的婚姻关系发生动荡时，她们的内心就会失衡。她们会成为秦香莲式的怨妇，或者不能放手的控制型母亲。

母亲在社会上没有发展，就向家庭内部发展，把丈夫和孩子当成自己的事业。事实证明：这份看似安稳无忧的"工作"，其风险一点儿也不亚于职场的奋斗。无论对母亲本人，还是对父亲、孩子，都是如此。

母亲觉得婚姻不安全，情感有空白，就会不自觉地去控制孩子，和孩子捆绑在一起会让母亲重获安全感。但是这种捆绑关系会压制孩子的成长，让他不能成长为独立、有自尊的成年人。

如果母亲的控制表现得不够强势，而是更加隐蔽，更加"温柔",那就很容易演变成"恋子情结"。"恋子"和"控子"其实是一体两面,是孤独、失落的母亲试图在家庭内部寻求自我实现。它们的差别只是外表上的,内里的机制却是一致的——母亲拒绝退出孩子的生活,用控制或依恋跟孩子结成一体。

很多婚姻家庭咨询师喜欢说"婆媳矛盾的关键是夫妻关系,只要丈夫足够爱妻子,支持妻子,矛盾就会迎刃而解",我认为这样看问题还不够深刻。婆媳矛盾的深层原因在于亲子关系的不成熟,在于做丈夫的还处于亲子依恋的幼稚关系中,没有完全的人格独立。如果男人完成跟母亲的心理独立,他就不会认为与妻子的亲密关系会妨害跟母亲的亲情,也就不再会纠结于"妈和媳妇哪个亲"这个问题。

我的老公是一个妈宝男,几乎所有事情都是妈妈计划好的,再加上他妈妈是个领导,不论是工作上还是生活上都给予他很大的帮助。结婚以后,他就一直要求我做到和他妈妈一样完美。但是我生活习惯和他家完全不一样,所以引发很多争吵,最后得出的结论就是:还是妈妈好。我们的感情也越来越淡。

婆婆也有恋子情结。开心的时候撒娇,不开心的时候趴在儿子的肩膀上哭,出去旅行两人也是住一个房间。感觉公公就是个外人,一直被他们排斥。但公公也不说,可能他也习惯了吧。

有时老公在家不穿衣服走来走去,我提醒他老妈还在呢,他一点都不以为然。事后我找他聊,他可能也是习惯了,没注意我的感受，以后老公就刻意疏远了婆婆。可婆婆多厉害啊，很快就发现是我的缘故。没多久就刻意挑拨离间，常常说那些老公看不惯我的事，说我祸害我老公事业不成。果然没多久我们又大吵一架。

那次之后我跟我老公越来越远，他不准我再提什么恋母情结。他说那是他和他妈妈在亲情上建立的友谊，所以朋友间无话不谈，然后他们比原来还要亲密了。但我知道他仍然爱我，也会呵护我、体贴我。我还要隐忍吗？我的婚姻还能维持多久？

母亲身居要职为什么还会觉得孤独？因为除了社会性需求，人还有情感需求。很明显她的丈夫并没有满足她的情感需求，母亲在婚姻中感到失落，她才会转而依恋自己的儿子。很可能那位父亲只是个平凡的男人，或是外貌，或是个人能力，没有满足母亲的期待。

请注意这句话："结婚以后，他就一直要求我做到和他妈妈一样完美。"在儿子心中，母亲是个完美的人，也就是说，母亲很可能是个完美主义者。我在第七章中给完美主义型父母分类，其中就有"自恋者"和"偶像崇拜者"两个类型。其实，这两个类型的心理机制很接近，他们不能接受有瑕疵的自我，必须用一个完美偶像来支撑自己的精神世界。如果自己条件不出色，那就崇拜偶像，然后用偶像的标准来要求儿子。如果自己的条件出色，就自己充当那个偶像，自恋并要求孩子向自己看齐。

完美主义的教养方式，是一种更具侵略性的控制。它的顽强在于否定性内核，杀伤力是长期性的。母亲的挑剔哪怕表现得很克制，但那种无声、无孔不入的进攻方式，最终会积累到可怕的程度。温水煮青蛙，等你觉得痛，可能已经跳不出那口大锅了。我接触过几个有抑郁问题的孩子，他们的母亲无一例外都有完美主义倾向。母亲管得太宽、太细，就像在孩子周围树起一道没有缝隙的墙，窒息了孩子的生命力。每当我看到孩子们退缩的、茫然的眼神，都为他们感到悲哀。

相比之下，崇拜偶像的母亲，则是通过一种巧妙的方式，否定了孩子的独立性，让他变成偶像的粉丝，从而把孩子留在身边。她很少挑剔，更多赞美；很少强迫，更多期待。有的母亲会崇拜自己的孩子，尤其是儿子，把儿子当作自己的偶像。她热烈地赞美儿子，期待他成为未来的英雄。

在这两种母亲的心中，现实总有缺憾，只有完美的偶像、虚幻的未来才有价值。她要么引导孩子崇拜偶像，要么引导自恋，这两种方式都抹杀了孩子的现实感。"为了母亲的梦想而活"，让孩子长期生活在自我分裂中，他们厌弃甚至否认自己身上不能让母亲满意的弱点，努力活成母亲期待的样子，这种挣扎让他们痛苦不堪。

如此看来，造成母亲"恋子情结"的根本原因在于母亲在婚姻中的自我价值失落。这种失落有时体现为"威权父亲＋贤妻良母"的组合，有时又体现为"优秀母亲＋平凡父亲"的组合。在这两种组合里，母亲与父亲的感情连接都是微弱的，母亲的情感需求都没有得到满足。贤惠的母亲被霸道的父亲冷落，优秀的母亲被平庸的父亲拖累。母亲的怨愤郁结于心，在母爱的包裹下，实现了对孩子的控制。

如此一来，儿子的自我总有一部分是属于母亲的。他们对于成功的信念，对于亲密关系的理解，都受到母亲的深刻影响。孩子努力生活，却是为了满足母亲的幻想，这对孩子是不公平的。深受母亲"恋子情结"困扰的孩子，内心深处一直都很纠结。一方面，他们很想做"母亲崇拜的英雄"让母亲满意，为此像超人那样努力奋斗。另一方面，这个崇高的目标又和自己真实的性格、潜质有冲突，因此不得不否定、压抑真实的自我，以切合幻想中的标准。对母亲的爱和依恋，让他们不可能怀疑母亲，只能拼命锤打自己，以尽快变成母亲期待的样子。恋子母亲对孩子的伤害，就是这么深刻而难以觉察。

疗愈之道：母亲爱自己，父亲爱母亲，孩子要自立

每个"恋子"的母亲，都是孤独、失落，对现实不满的女人。所有亲子关系中出现的问题，都跟没有得到充分发展的个人有关。想要解开被依恋、控制的魔咒，先鼓励母亲做自己，有充实的人生。母亲安宁了，家就太平。

母亲孤独的根源是父亲的疏远。为了让孩子有个健康的人格，父亲也应该多关心母亲，以免母亲把孩子当成自我实现的工具。

被母亲迷恋的孩子要学会真正的自立。根据自身的潜质，设定人生理想，脚踏实地，热情友善。做自己人生的主人，胜过做别人的偶像。

你是"爸爸的孩子"还是"妈妈的孩子"？

母亲不是赖以依靠的人，而是使依靠成为不必要的人。

——菲席尔

父母是我们早期生活中最重要的人，但是在我们内心的天平上，他们并不总是处于平衡的位置。在父母之间，总有一个人对我们更加重要，冲突更多，感情更复杂，更令人纠结。我们和他（她）之间的冲突，是我们成长道路上的重要事件。相比之下，另一个人倒成了舞台上的配角。而理解和解决我们之间的冲突，也成为我们治愈自己的一把钥匙。为了方便论述，我把主要跟爸爸冲突的孩子称为"爸爸的孩子"，把主要跟妈妈纠缠的孩子称为"妈妈的孩子"。

在父母之间，父亲的社会属性较强，感情属性较弱，父子之间的冲突相对简单。从形式来看，控制、暴力、情感忽视是父子冲突的主流。从起因来看，父亲错误的养育行为多源于错误的文化观念，比如大男子主义、重男轻女、"男主外女主内"。从愈后来看，因为孩子最终都是要走向社会的，父子之间很少相向而行，所以父子关系比较不容易打成"死结"。

相比之下，母亲的社会属性较弱，感情属性较强。发展不足的母亲，与父亲的婚姻关系也会影响她对子女的态度。妈妈的存在感越弱，就越希望通过孩子来实现自我。当母亲的空间只剩下家庭，那么孩子所遭遇的"母爱"就会被扭曲。当扭曲的爱和健康的温情掺杂在一起，就会让孩子们认知混乱，无所适从。所以，"妈妈的孩子"经历了最为全面的亲子冲突：控制、暴力、情感忽视、依赖共生、情感勒索、重男轻女、恋子情结等，不一而足。其心理创伤也更为复杂、长期，治愈起来也更不容易。如果你是一位"妈妈的孩子"，应当做好充分的准备，学会跟母亲"划清界限"。

同为女人，母亲对女儿的感情是复杂的。历经沧桑的母亲，看着朝气蓬勃的女儿在自己眼前成长起来，心中的感受五味杂陈。她可能把女儿当成另一个自己，与她亲密无间，或者嫉妒她的年轻美好，甚至力图改造她。这其实都反映了母亲对自己的态度，她想在女儿身上"重新活一次"的愿望。

莉莉说母亲跟自己非常亲密，她们经常一起逛街购物，外出旅游，彼此梳妆打扮，拍照修图，玩得不亦乐乎。女儿会跟母亲讲述与男友约会的情形，母亲则会兴致盎然地给她出主意。如果她在工作场合遇到些麻烦，母亲也会不厌其烦地帮她分析，给她各种建议。作为回报，她也要倾听母亲讲述她的心事，分享她的生活。她熟知妈妈每一位朋友的姓名、性格、喜好，了解她们之间的小秘密和小过节。甚至知道她小时候发生的种种趣事，比如她不爱吃的食物、她害怕的大狗……这位母亲是有多寂寞，才去跟女儿分享自己生活的细节。

原来莉莉的父亲比母亲大十几岁，是一位德高望重的学者，母亲本是父亲的学生。母亲敬重父亲，却跟他亲密不起来。两个人有代沟，缺乏共同的话题。父亲又工作繁忙，母亲不愿意去打扰他，才整日跟女儿在一起。而且，当初父母结婚的时候，外祖父母并不赞同，母亲坚持嫁给父亲，为此疏远了自己的家人。父母刚结婚的时候，父亲并不打算要孩子，他希望母亲能继续学业，在学术上有所建树，也能给自己更多的支持。但是母亲本身对学术并没有多大兴趣，当初嫁给父亲，也是崇拜多于爱情。她拒绝了父亲的建议，暗地里取消避孕措施，终于怀孕生下女儿。

女儿的出生并没有改变父亲的生活节奏，他继续忘我地投入到学术研究中，母亲则把绝大部分精力投入到家庭中。女儿长大后，长得很像年轻时的母亲，母亲在她身上看到了年轻的自己，看到了曾经失落的青春。于是，她们成了"闺密"，她想参与到女儿的生活中，弥补生活的缺憾。

作为一位已婚的成年人，夫妻关系理应是她的生活重心。母女之间亲如闺密，从某种角度看，反映的是夫妻关系平淡如水。在闺密式的母女关系中，母亲弱化了自己的角色，把母亲的慈爱变成姐妹间的亲昵。女儿实际上被迫提前成熟，进入年长者的生活。母亲无所顾忌地分享给她的那些生活经验，剥夺了女儿对未来的憧憬。亲子之爱应该是亲密而有距离的，这个距离就是孩子成长的空间。闺密式的母亲强行占据了这个空间，打乱了女儿正常的成长。如果你有一位闺密式的母亲，这并不值得庆幸，你应该有意识地跟母亲拉开距离，多和自己的同龄人在一起。而不要因为同情母亲，就接受她的这种靠近。你觉得自己得到意外的朋友，父母却都失去亲密的伴侣。

我梳妆打扮的时候，我妈妈就不停地盯着我，她挑剔我的服装款式过于轻佻，说她那个年代的女孩都穿得端庄、朴素，这样才能让人尊重。她还嫌我买的化妆品太贵，批评我乱花钱，应该攒下钱来改善家庭生活。她唠唠叨叨，抱怨现在的化妆品花样太多，女人过了30还没有皱纹，已婚妇女跟年轻姑娘穿同样的衣服，这不正常。

这位母亲的言语里，满满都是对自己逝去青春的怀念。自己的青春是在为家庭奉献中度过的，而女儿竟然可以不重复她的老路，活得如此自由、自我，母亲感到深深的失落。母亲和女儿是同性。相对年轻活泼的女儿，母亲更像一个心怀不满的妥协者。

她不敢反抗压制她的文化，才转而挑剔起未被完全"改造"的女儿。母亲对女儿的态度，映射出她内心的残缺，和自我的失落。

上周末与母亲视频，她让我去整容，我气得把电话挂掉了。这个话题也不是一次两次提起过。我就是普通长相、普通身材，很平凡的一个人。之前我还会好好跟她讨论，没有整容的必要，既然平凡，就好好生活呗，又不是有生理缺陷。但是每次视频，说着说着就会说到整容的话题，永远看我不满意，连自己生的都嫌弃。

对待生活也是，总是报着不真实的幻想，抱着不该有的期望，然后受打击了又要和我吐苦水，吐完了还要来一句'我就是和你说说，你不用在意'。我真的能不在意吗？我也承认，在我成长过程中，她有用心过。我和弟弟工作后都离开她的身边，她只是很孤单，父亲一向寡言，她找不到生活重点。我也不止一次开导她去找一件感兴趣的事做，但每次都是徒劳的。而且她自己从来都是主观意愿太强，我说的话，她很少真正听进去。久而久之，我也不愿多说。弟弟更是，不愿回家，也不愿和她视频。

母亲不能接受自己、喜欢自己，她眼中的世界是支离破碎的、无法解释的、难以接受的。母亲对自己不满，又无力改变，所以她把那部分不能接受的自我投射到女儿身上。女儿觉得母亲嫌弃自己，才想让她整容，其实母亲嫌弃的是她自己。让她无法面对的是自己——平淡、空虚、无所作为、没有希望。

很显然，母亲对婚姻不满意，对沉默寡言的丈夫不满意，也对自己在这份平淡的婚姻中蹉跎了自我无可奈何。挑剔女儿的容貌，让她这份不满有了现实的目标，可以暂时忘却自我的分裂。女儿觉得母亲"对生活抱着不真实的幻想"，说明母亲年轻时有过事业追求，但没有实现。母亲面对现实常有相互矛盾的认识，但她不打算修补内心的破碎，只把眼光向外，去找别人的麻烦。

对"妈妈的孩子"来说，最重要的是学会真正的独立。你不能再用母亲的视角来看待自己，也不能再用母亲的方式与他人相处。独立不是对母亲的背叛，而是对你们双方的解放。

从根本上来讲，无论你是"爸爸的孩子"还是"妈妈的孩子"，你都需要独立。这对你，对父母都是最好的疗愈之道。

第十章

你值得最好的幸福

一路走来，你如此坚强

一个人长大意味着走出恐惧、羞辱以及童年时期不被爱的阴影。

——爱德华·赛义德

人的一生会经历三次出生：肉体出生、心理出生和社会性出生。

肉体出生指的是你脱离母体的那一刻。那时候，你是一团皱皱巴巴的血肉，不会笑，没有语言，分不清自己和世界的区别，只会用啼哭表达原始需求——进食、睡眠、安全。你的父母抚养你、照顾你，这使你的肉体生命得以生长。

从那时起到你两三岁的时候，世界上虽然已经有了"你"这个人，但对于你来说，仍然区别不大。你不记得那时发生的事情，就像一个无知无识的小兽，懵懵懂懂地生长。在这两三年里，无论别人怎么对待你，你都无法反抗。

这段时间是人生命历程中最重要的输入阶段，父母家人给你提供的抚育环境，让你对这个世界产生基本的信任、依恋和向往，有勇气继续活下去。如果这段时间你被照顾得好，那么你的基本心理素质就更加健康，就更有力量度过今后生活中可能遭遇的困境；如果这段时间的抚育质量不好，你就会留下心理创伤，在今后的漫长岁月中不时发作。

所以说，这段懵懂无知的时光里，发生的都是事关生存的大事。

那些照顾不周、亲子分离甚至虐待行为，都会危及人的生存质量。所以这段时间遭遇的心理创伤，都属于生存之痛。而且，创伤性行为越早，造成的后果越严重。研究表明，人从出生到6个月内发生的创伤性事件，是成年后精神分裂、人格障碍的重要诱因。6个月之后到3岁之间发生的创伤性事件，其影响随着年龄的增长而递减。这就像我们的肉体生命一样，随着生命的成长，我们抵御伤害、治愈伤痛的能力也在逐步提高。也就是说，如果父母对你肉体生命的稳妥照顾一直持续到你心理出生之后，你就算被伤害，也不会到难以治愈的地步。

心理出生指的是你开始有记忆和自主意识的那一刻。事实上，记忆能力是与自我意识相伴而生的。当一个人能够清晰地意识到自己的存在，他才能有效地识别、认识周围的世界，记忆也就随之诞生了。你已经从抚育环境中得到了足够的精神能量，你决定继续活下去。一定有那么一个特殊时刻，你发现"哦，我原来和他们都不一样"。从那一刻起，在你身边发生的事情，才真正和"你"有关，因为，你已经是一个有立场、有态度的人了。

从"心理出生"到青春期，你的主要任务就是自我成长，以便成为一个真正独立的人。你就像一棵生长的小树，顽强地长高、长粗、长壮，尽一切可能为自己争取最大的生存空间。为此，你和周围的环境发生无数次的冲突，这就是成长之痛。

对你来说，这也是一段被社会驯化的过程。父母很温暖，也很强大。他们可能不是真正了解你，你却需要依赖他们，这是你痛苦的来源。他们致力于按他们认为对的方式来抚养你，而不是顺应你的需求，更别提用最合适的方式对待你。这一阶段的亲子冲突，是人的天性与养育环境的激烈碰撞。倘若你的父母知识不足、能力欠缺，或者他们本身的人格不够完善，他们经常被你自发的行为搞得糊里糊涂。幸运的是，这段时间造成的伤害，都在人的自主意识可以觉察的范围之内。从理论上来说，只要你不想让伤害长期持续，你就可以做到。

社会性出生与人们通常所说的"青春期叛逆"相关。在自主行为和外在环境的双重作用之下，你的自我意识越来越强烈，越来越复杂，你在精神上也越来越接近一个成年人的样子。所以，你强烈地感受到你和父母之间的分歧，越来越需要得到成人世界的尊重和认可。你已经受过初等教育，学会了一些知识和技能，了解这个社会的规则，有了自己的社交圈子。你对父母养育的依赖性越来越小，你甚至可以脱离父母的照顾，独自谋生。此时的你，不再是个只关心吃饱穿暖和玩耍的儿童。你有了自己的人生规划，期待在更广阔的天地里发挥自己的潜能，渴望主导自己的生活。

对你来说，这是一次最有意义的出生。肉体出生，造就你的生物学生命；心理出生，成就你的心理独立；社会性出生，成就你的人格独立。社会性出生完成得好，你将成为独立自信的人，真正开始自己的人生道路。你现在能体验到的自我价值感，大多与这次出生有关。

与前两次出生不同的是，这次出生并没有清晰的节点，而是一段模糊的过程。它可能持续两三年甚至更长时间。你寻求独立的愿望如此强烈，让你的父母感到前所未有的恐慌。这段时间的亲子之争，看起来惊心动魄、惨烈无比，实际上却是一场胜负已分的战斗。无论父母如何不甘、不舍，孩子终将长大成人，拥抱自己的未来。

孩子在这一时期体会到的精神创伤，归根结底是一种成熟之痛，是为了成熟独立而付出的代价。

生命从无到有，从小到大，从弱到强，人的每一次出生，都让我们面临更大的挑战。可能会遭遇意想不到的伤痛，但是，我们都坚强地走过来了。这就是生命的奇迹。每一个独特生命的成长，都是和环境不断斗争的结果。没有一种成熟、自足，富于创造力的人格，会在毫无冲突的情况下建成。

即便是最开明的父母，也曾无意间伤害过自己的孩子。从这个角度看，孩子和父母之间的"战争"，是一个独立的生命走向成熟的必经之路。父母带给我们的伤害，也是他们送给我们的一份独特的、沉重的礼物，需要我们去反刍、消化。

我们为什么要担心斗争呢？斗争在我们的生活中无处不在。就算是母亲孕育胎儿的过程，也不是我们想象的那么温馨宁静。科学研究表明：胚胎着床之后，母体会本能地分泌一些化学物质，以消除这个闯入的异物。是胎盘与脐带的独特循环结构，隔离了来自母体的攻击。所以说，能够成功孕育、出生的胎儿，都是跟母体斗争的胜利者。

其实，到了青春期，孩子与父母的战争基本上已经接近尾声。但是为什么还有那么多人，心里仍然藏着难以化解的伤痛？现实中日益衰弱的父母，仍然能不时地影响人们今日的生活呢？这是因为以前那三次出生，以及其间发生的若干次局部冲突，没能很好地解决，以至于妨碍了人们精神的成熟。

宽恕是一场与自己的和解

宽恕而不忘却，就像斧头埋在土里，而斧柄还露在外面。

——巴斯克里

我是超生儿，老妈生了3个女娃，我排老二。家里做生意没时间没人带孩子，1岁的我被扔在马路边睡觉。来探亲的三姨看到我甚是心疼，把我带回山里帮忙养着。从那时起，我开始了我快乐的童年。我懂事早，4岁，我爸带着一个亲戚把我从山里"抢"回来，我一路哭着喊着，被"陌生人"带走，过程有些惨烈，三姨一家子全哭了。

回到家，有个女人对我说不干活不给饭吃，给我安排了很多工作，后来我知道她是我妈。

冬天在菜市场擦洗机器，用手刨冰，学切菜，学算账，学招呼顾客。因为干脏活衣服容易脏，所以给我买了黑色的衣服，不能太厚，因为衣袖不好卷起来干活。他们经常吵架，一吵架我妈就打我。我趴在地上看书，差点踩断我肋骨。衣服没晒干，直接拿皮带抽。心情不好时，拿起扫把就打我。和她讲道理，她讲不过就给我一巴掌。

生病了不带我去看病，不给我钱让我去看病。三年级时，人生第一次发烧，躺在床上不能动弹，他们不管我。后来终于病倒了，爷爷带着我去医院，领了好多吊瓶回乡里诊所输液。整个人瘦成皮包骨，脸蜡黄蜡黄的，我虚弱地躺在病床上。他们没来看我，只有爷爷陪着我。后来，我妈出现了，她对我破口大骂，说我怎么还不死，浪费她的钱。

除了做生意，其他时间我没有办法跟别人正常交流，我的世界里只有服从。我也没有朋友。

初潮时吓个半死，不明白发生了什么事，闹了很多笑话。因为营养不良，六年级后身高就没再长过。

高中时候得了脑血管痉挛、贫血、颈椎劳损、抑郁症、失眠、幻听，生不如死，很多次想从窗台跳下去。在床上挣扎，没人管我死活。终于，我爸领我去了医院，让医生给我药量开大一点，说不能影响高考。医生把他骂回去。

高考后只考了一所3A院校，我爸对我破口大骂，说我浪费了他那么多钱，让我去死。两个姑姑看不下去了，站出来为我说话（虽然她们和我妈吵架后已经断绝来往）。最终，我去读书。他们断了我的生活费和医药费，姑姑们偷偷给了我生活费。

毕业，实习，工作，一个人生活。这个时候，他们出现了，像个没事人一样问我："什么时候回家？"我一个人挺好的，不想回，孤独比痛苦和绝望更舒服。

很久以来，我就是一个斗争的工具，他们婚姻不和谐，一吵架就拿我开打。家里是两个阵营，小时候我爸很重视我的读书成绩，我妈将我爸视为敌人，而我显然也是被敌视的一方。只要夫妻吵架，到最后我都是罪魁祸首。

不知道是不是距离产生美，离家几年后，他们渐渐联系我，像是什么事都没有发生一样。可我的心里却没有半分波澜。

此生的泪水已经流得差不多了，剩下的要好好珍惜。小时候学打理生意，他们教我要会"偷鸡摸狗"，要学会"尔虞我诈"。奈何我的三姨教我的是要待人真诚，做人要脚踏实地，要善良。三姨真的是一个非常善良淳朴的女人，非常感谢她。

我之所以选择离开，因为我发现我离开才能解决问题，这是和他们相处最好的方式。对于他们，不憎恨，不原谅，不靠近，不断绝。他们生我育我，如果他们过得不好，我依旧会难过。这才是现实中最折磨人的地方，你根本开心不起来。他们就像两个打闹的孩子一样，反而让我们这些孩子操碎了心。一个家里总得有人成熟，不能都是孩子。

或许以后我会遇到那个对的人，然后执子之手，与子偕老。

我会告诉他我的故事、我的过去，让他知道我是什么样的人，我不会因为我的家庭而羞愧妥协。我觉得对方应该是一个能理解我尊重我的人。我仍有很多不足，比如不喜欢和别人过多接触，不懂得如何与别人温柔相处。我甚至不懂得如何和他人牵手拥抱，如何正确表达自己的情感，对人与人之间的感情感到迷惑而又陌生。在不断地学习中，我发现，这个世界太有趣了。

很多人读到这里，可能都会为这样冷漠、粗暴、不近人情的父母感到气愤，对女儿的悲惨遭遇充满同情，甚至有人会觉得女儿与父母断绝关系是最好的选择。但我在其中也看到了一些积极的东西，那就是女儿自身顽强的生命力和自愈能力，这是她能从恶劣的养育环境中走出来的根本条件。

首先，她有完整的自我觉察能力，能够准确感知自己的情感需求，能够察觉和接受别人的善意，以此来疗愈内心的创伤。她有很强的自我整合能力。父母抚养的态度自相矛盾，功能不足，互相攻击，这都是容易引起孩子内心分裂的重要因素。但是这些恶因并没有在她身上留下明显的恶果，她的自我认知基本完整，有独立于父母的道德判断力，这都是她顽强自愈的结果。她对自己的家庭并不觉得羞愧，承认对父母仍有感情，对亲密关系有向往，有很强烈的自我提高、自我整合的动机。可以说，成年后她的自我修复是相当成功的。

除了她自己的内在动机之外，有些外部事件也是她生命中的积极要素，为她的精神世界输入了正能量。第一个积极事件是，淳朴善良的三姨悉心照顾她3年，让她感受到母亲般的温暖；第二个积极事件是两位姑姑对她学业的支持，让她可以学到谋生的技能，得以自立；第三个积极事件就是远离父母，到大学读书。这让她体会到跟家庭截然不同的友好、接纳的氛围，从同龄人身上学习社交技巧，交到朋友。

对这个女孩来说，恶劣的原生家庭环境就像一片情感的荒漠，她顽强的生命力就是深藏地下的泉水，而这些外部积极事件就是阳光、春风、雨露。她靠着内心的梦想和坚持，抓住了照进她生活中的几缕阳光，终于从荒芜中走出来，拥有了自己的生活。

生命都有自我修复的本能，肉体上的伤口会愈合，精神上的也是。每个人都有足够的能力看清自己，修复自己，治愈自己。只要我们想要更好的生活，我们就一定能做到。

父母之爱本应是无条件的。有的父母，因为自身的不完善，不能正常地爱他们的孩子，这不是孩子的错。人无需为了自证坚强，就宣称自己不需要爱。人人都需要父母的疼爱。就像人饿了要吃饭，冷了要穿衣，孩子天生需要父母的拥抱、陪伴、安慰，这是生命的基本需求，也是孩子该有的福利，没有什么可羞耻。

还记得吗？你曾经的愤怒中，藏着深深的悲哀、无助——"为什么别的孩子可以在父母怀里撒娇，我就不能？"这种软弱的感觉让幼小的你感到恐慌。你害怕被世界的黑暗吞噬，你急需一个坚强的外壳把你保护起来。

你不愿意回头看那个弱小的自己，软弱的感觉实在太可怕，而愤怒却可以让人觉得自己强大。愤怒的情绪霸占了你，你都忘了自己早已不是脆弱的小孩，你已经不需要愤怒的保护。

幸福是一种主观感受。人生的幸福与否，少半取决于你的遭遇，多半取决于你怎么看。你可以说：我的童年很不幸，导致我现在也不快乐；你也可以说：经历了那样的童年，我还能生活得这么好，我多能干。

我不是劝你放过父母，我是劝你放过自己。归根结底，宽恕是一场跟自己的和解，跟别人做什么无关。我们无法选择自己的父母，更无法把他们改造成理想的样子。但是，我们能选择怎样对待自己，怎样对待现在的生活。

请守好自己的边界

在最专制的君王手下做老百姓，也不会比一个孩子在最疼他的父母手下过日子更难过。

——费孝通

传统家庭中最突出的问题就是不尊重个人。最直接的体现就是：人与人之间的心理边界模糊不清，把不拘形迹、肆意越界当成爱的本质。控制、溺爱、殴打辱骂、批评贬低、完美主义苛求、不尊重隐私、依赖共生等错误的养育方式，是对个人心理边界的无视。在日常生活中，个人心理边界被别人侵犯是触发不愉快感觉的主要因素。

所谓心理边界，就是一个人心理自我存在的范围，包括个人的情绪、情感，自我评价、自主行为。这是他能掌控的世界。在这个边界之外，就是他人的自主意志、他人的行为，以及法律、秩序、纪律、规则等，这些都是他不能掌控的世界。

被别人侵犯边界，就会发生情绪受挫，自我认知混乱，自发行为受限制，这就是我们痛苦的真正原因。在心理边界之内，人们自主行动，体验自我的价值感和力量感；在心理边界之外，人们相互合作，彼此尊重。

有自己完整的心理边界，也懂得尊重别人的心理边界，这是心理成熟、健康的标志。

我们经常说一个人"缺乏存在感"，其实说的是他"自我边界模糊"。他不知道自己喜欢什么，想要什么，既没有明确的态度，也没有鲜明的自主意识，好像别人怎么对待他都无所谓。他表面上平和淡定，内心却混乱纠结，无所适从。缺乏清晰的自我边界，是人格不够成熟的标志。而这种状态的形成，跟父母错误的教养方式有直接关系。

以下做法都属于对个人心理边界的侵犯：

- 不经你同意就拿走你的东西
- 不经你同意就靠近你，翻动你的私人物品
- 不经你同意就你的个人经历、感受妄加评论
- 不经你同意就打乱你的计划，强迫你"合群"
- 否定你的自我判断，对你说："你根本不是这么想的"
- 否定你的情绪，对你说"这有什么大不了的,你太虚张声势了"
- 喜欢给你贴标签，说你"你就是这样的人""你什么都做不好"
- 替你做选择，对你说"你需要这个，这是为你好"
- 打断你的发言，并任意曲解
- 代替你做你会做的事情
- 不准你做自己喜欢而且于人无害的事情
- 如果不顺从他的要求就威胁你
- 过分靠近你的身体，让你感觉不舒服
- 过分靠近你的心理，要求了解你所有的经历

这个表格还可以罗列出更多，限于篇幅，只罗列这些最要紧的。凡过分亲昵、包办代替、干涉控制、肆意评判、拒绝接纳的行为等，都可以看作对他人对自我边界的侵犯。

在二三十年前，家庭浴室还没有现在这么普及，公共浴室是很多家庭解决洗浴需求的地方。浴室的中央有几个长桌，供人们搓澡使用。有一次，我见到一位30多岁的妈妈，带着自己五六岁的女儿来洗澡，一边跟邻居聊得热火朝天，一边要给女儿搓澡。

而这些妈妈们聊天的话题，就是彼此孩子的成长经历，那些孩子都是这位小女孩平时一起玩耍的小伙伴。

妈妈让女儿躺到长桌上去，配合她的搓澡动作，不停弯曲、转身，露出身体各个部位。女孩一边听母亲无所顾忌地聊自己小时候的事，一边要把自己赤裸裸地"展示"给平时熟悉的阿姨们，她觉得非常尴尬。她蜷缩着身体，拒绝配合，恳求妈妈让自己来。但是妈妈认为她搓不干净，因此斥责她的不配合，捉住她并大力地在她身上来回搓澡，就像在搓洗一件弄脏的物品。她大声哭叫，用力翻滚，试图从母亲手下挣脱出来。周围那些邻居阿姨，有的劝慰孩子"快了快了，一点都不疼"，有的在笑话孩子胆小、娇气。那个场面就像一场令人绝望的屠杀，被屠杀的是孩子的自尊心、羞耻心，和她脆弱的自我边界。

在成年人的集体镇压下，那孩子终于屈服了。她趴在长桌上，把脸埋藏在臂弯中。她让出了她的大部分身体，假装它不存在。只有与自我感受隔离，她才能度过这痛苦的时刻。

五六岁的孩子，已经有了明确的自我边界，她懂得身体是自我的一部分，不喜欢被陌生人看到自己的隐秘部位，更不喜欢被人谈论和嘲笑。但是她的母亲，心里想的只是尽快把孩子的身体搓干净。在她眼里，孩子不再是个独立的、有自尊心的、羞耻心的人，而是她个人意志的附属品。孩子的恳求、抗拒、哭号被看作是对抗，她强迫孩子像没有感觉的物品一样展示自己，孩子的自我被母亲强大的意志击得粉碎。

这样的侵犯，会严重损害孩子的心理健康成长。在权威人物的命令之下，人的身体都可以不属于自己，何况自尊和自爱？我想，这孩子长大之后很可能在亲密关系中遇到伤害，不知道如何保护自己。因为妈妈的做法让她觉得：如果只考虑自己的意愿，就会得罪别人。她无从知道维护自己的心理边界，是不会伤害到任何人的。

就算是在普通的人际交往中，她也可能压抑自己的想法，永远把别人的意愿放在第一位。她可能不断地让渡自己的利益，无止境地满足别人的需索，被别人榨干、吃净。她可能被人看作善良、温柔的女孩，心底里却是一个不懂得自我保护的弱者。

实际上，我们生活中遇到的那些"好说话"的人，基本上都有过被父母无视心理边界的经历。小时候，父母可以随意拿走孩子喜欢的东西，不准他们做自己能做的事、喜欢的事。长大后，他们就会在别人的要求之下，交出原本属于自己的东西，不知道如何拒绝。因为，他们已经习惯被剥夺、被侵犯。

被剥夺、被侵犯时，你可以用以下几种方法巧妙应对越界行为。

1. 直言感受，提出恰当要求

如果有人过分靠近你的身体，你完全可以说："这样的姿态让我感到不舒服，能不能请你把手拿开？"当然，你也可以先挪开自己的身体，然后说："我喜欢这样的距离。"这样的做法会让对方清楚你的感受和意愿，做出恰当的反应，而不会觉得受到冒犯。

可能引发纠纷的是这样的反应：用力推开对方，指责对方不懂得尊重别人，攻击对方身体。因为这实际上已经越过了对方的心理边界，可能引发新的纠纷。

2. 不回应、不辩解、不攻击

这一原则适用言语攻击型越界。要想避免被他人的肆意评判、贬低、指责伤害，最恰当的方法就是坚持自我判断，不要随对方"起舞"，不去回应他的指责，也不辩解"我不是这样的"。对他的无理指责，你可以"听而不闻"，也可以"一笑置之"。辩解等于承认对方有裁判权，反过来批评对方只会扩大战场，所以恰当的反应是"不回应"。

另外"打岔"也是一种有趣的应对方式。可以假装没听清，让对方重复一遍，或者用滑稽的方式重复、模仿对方的语言，这会促使对方安静下来，反省自己是否做得过分。这适合对方没有明显恶意的情况。

3. 在恰当的时候明确表达立场、要求

如果父母长期无视你的隐私空间、干涉你的自主行为，相比当场拒绝、反抗，在专门的时间里明确提出自己的要求，更能有效解决问题。人在不理智的时候，跟他提相反的意见，是很难奏

效的。但是，当他恢复理性之后再沟通，效果要好得多。

4. 目标明确，态度温和，逐步收回"主权"

你要充分地了解自己，为自己设定明确的心理边界，比如哪些地方是别人不能进入的？哪些地方可以允许某种形式的靠近？你可以为自己列一个清单，明确自己的目标，然后温和而坚定地、循序渐进地收回"主权"。相信我，你这种做法比父母要明智得多。你是在收复"收复失地"，而不是"侵略他国"，没有人会因此受到伤害，反而是你们双方都得到了解放。

生而为人，请守好自己的边界。

把父母当普通人看

尊重他人也尊重自己，是生命进程中的伴随物，也是心理健康的一个条件。

——艾瑞克·弗洛姆

家庭文化迫切需要解决的一个价值观问题——"把人当人看"。

人都是有个性、有感情、有自主意识的。没有自主意识、任人支配的是工具，不是人。但是很多人对待自己的家人，经常分不清人与物的区别，不由自主地把配偶、孩子甚至父母物化。

下面这些现象都是典型的物化思维：

理想化要求：在父母眼中，"别人家孩子"都是完美无瑕的，是自己家孩子学习的样板。同样，在孩子眼中，"别人家父母"也都是慈爱公正的，自己爸妈就是各种缺点。这种刻板印象都是由不够理性、成熟的思维方式带来的。事实上，没有任何人是完美无瑕的，经得起所有标准的审视、批评。父母对孩子有完美主义苛求，孩子对父母也有这样的倾向。这种认识会让人不愿面对真实的自我，从而加大自己的创伤体验，给自愈之路增加不必要的曲折。

控制行为：一个人的意志，支配两个人的身体，控制行为极大压缩了孩子的成长空间，严重妨碍孩子的人格独立。

溺爱行为：在溺爱行为中，父母把自己当成响应孩子需求的工具，孩子的成长需求被抑制，变得软弱无能。

情感忽视：是人都有情感，忽视孩子的情感需求，拒绝接纳孩子的情绪，这是要求孩子像物品那样压制真实的自我。来自父母的情感忽视会造成一系列自我认知困境、情感障碍和人际关系困难。

老年人人格退化：老年人没有终身发展的观念，缺少个人兴趣爱好，晚年生活枯燥乏味，过分依赖子女。这样的生活看起来无比舒服，实际上把人隔绝在人的世界之外，进入了物的世界。

关于父母子女的关系，一些有害的观念左右我们的行为，却不能被清醒地察觉：

·父母是高高在上的"家长"，对家庭事务和孩子的行为有全部管辖权；

·管教孩子是父母的权力，孩子的未来由父母安排；

·父母比孩子懂得更多，更有远见，父母对孩子的干涉都是为孩子好；

·父母没有缺点，不需要成长；

·父母是孩子学习的榜样；

·父母的权威应当得到尊重，父母可以自由行事，但孩子就不能；

·父母有管教孩子的自由，父母怎么对待孩子都是出于爱，怎么做都有理；

·未经父母教训的孩子是残缺的、不合格的人，不会被社会接纳；

·孩子身上有许多缺点，需要父母来纠正；

·孩子不懂得自己要什么，不能让孩子自由选择自己的生活道路；

·不管父母怎样对待孩子，孩子都要理解父母，顺从父母；

·孩子只有做好事、成为好孩子的自由，没有做自己喜欢的事的自由；

·孩子的"错误"必须得到及时纠正，但做父母的就不必；

·孩子必须服从父母的安排，不能抱怨父母；

……

这种基本的价值观，跟人健康成长、终身成长的原则是相违背的。正确的价值观应该是：

·孩子知道自己想要什么，想过什么样的生活，他们需要的是父母的指导和帮助，而不是强迫；

·人人都有追求自我完善的愿望和能力，内在动机才是个人成长的核心动力；

·父母应该鼓励和帮助孩子发现自我，发展自我，而不是诱导或迫使孩子朝自己认为正确的方向发展；

·成长是终身的，孩子需要学习和成长，父母也需要学习和成长；

·用发展的观点看待孩子身上的"不完善性"，允许孩子犯错误和改正错误；

·无论父母还是孩子，都有自由表达情感的权力，父母应该先接纳孩子，并鼓励孩子自我接纳；

·在家庭中父母和孩子人格平等；

……

要想彻底解决问题，就要从根本的价值观入手。孩子是人，父母也是人，是人就有个性，就不完美。孩子抱怨父母不尊重自己的人格，不把自己当人看。孩子想要真正化解心伤，与父母和谐相处，也要把父母当"普通人"看。父母不是高高在上的权威，也不是完美无瑕的偶像，更不是一无是处的恶魔。他们是有血有肉的普通人，有自己独特的个性、成长道路。你想要真正站起来，就要把父母当"人"看。

把父母当普通人看的切实可行的方法，就是从客观的角度讲述父母人生。

父母既然是有血有肉的普通人，他的心路历程就是可以描述的：

· 他出生在一个什么样的家庭？他的父母是怎样的人？他的父母是怎么对待他的？

· 他的童年是怎样度过的？他和兄弟姐妹的关系如何？

· 他有朋友吗？他的朋友是怎样的人？他们对他如何评价？

· 他有什么天赋？他从事的工作有没有发挥他的特长？

· 他喜欢什么？有什么梦想？实现了吗？怎么实现的？

· 他对自己如何评价？

· 他的价值观是怎样的？是怎样形成的？

· 他在工作中表现如何？他的同事对他怎样评价？

· 他是怎么结婚的？他怎么看待配偶？怎么看待家庭？

· 他跟配偶的感情如何？他们的关系经历过哪几个阶段？

· 他有孩子之前过着什么样的生活？生儿育女对他来说意味着什么？

· 他快乐吗，为什么？他在什么时候最开心？什么时候最难过，为什么？

　·他最在乎什么？什么事情最能激怒他？

　·他最遗憾的是什么？余生最大的愿望是什么？

　先不要考虑你与父母的关系，尽可能从个人成长的角度理解他们。你会发现：自己是人，父母也是人，你所遭遇的痛苦与困惑，父母也会遇到。他们身上也会有缺点，能力也有不足。他们在你出生之初，也想好好爱你，跟你和谐相处。但是他们自身的残缺，让他们没法知行合一。在给你造成伤害的同时，他们自己也很迷惑。

　把父母当作普通人看待，而不是高高在上的权威、评判者，也不是天父圣母在人间的样板，其实就是在让自己从人格上真正站起来，做一个能为自己负责的成年人。每个人都好好做自己，做一个自爱的人，那么我们就会用成熟的方式跟亲密的人打交道。我们之间的冲突，也会大大缓解、改观，朝向更健康、和谐的方向发展。即便父母因为年纪大了，自我完善的兴趣和能力都很低，但是你的改变，也会为缓和你们的关系带来新的契机。

爱是一种需要学习的能力

不成熟的爱是因为我需要你，所以我爱你；成熟的爱是因为我爱你，所以我需要你。

——哈珀·李

看到这个标题，很多人可能会嗤之以鼻：爱，谁不会呢？这是人的本能啊。但是，爱并没有那么简单。

很多时候，我们所说的爱，并不是真正的爱，而是爱的替代品。

本书中所提到的大部分父母，都可以堂而皇之地说：我爱孩子，所以我不愿意离开他，所以我希望他变得完美，所以我才给予他严格的教育……其实这里的"爱"字，如果替换为依赖、苛求、控制，才更符合实际。

从孩子的角度看也是如此。孩子对父母的服从、依赖、怨恨，也不是真正的爱。

爱是一种美好的情感，也是一种需要学习的能力。爱是深深的理解与接纳，当我们愿意以平等、友善的姿态，理解和接纳别人，包括他的情绪、感知、观点、习惯、愿望时，爱就发生了。

在现实的亲子关系中，爱有太多的"附加条件"：你首先要满足我的需要，你得是个乖孩子，你得做那些正确的事等。这些附加条件有些是来自竞争性的环境、功利性的文化，有些是来自"爱人者"自身的不完善——缺乏安全感，对未来焦虑，没有充分地实现自我价值。

所以，要想拥有爱的能力，让我们的亲近成为对方生命里的阳光、春风、清泉，我们就要发自内心地，清除爱的附加条件，一身轻地去理解他人，接纳他人。

人是复杂的，爱是需要学习的。理解和接纳人的多面性，不仅需要更多的真诚，也需要更多的知识和练习。

下面，我将介绍一种理解与接纳的实用技术——人生经历调查法给大家，希望能够帮助你们有所疗愈。

就算没有受过专业训练的普通人，也可以用理性的方式回溯自己的人生，找到真正的问题所在，从而自我修复。你可以把自己设想为一位治疗师，或者是一位"人生经历调查员"，静下心来回想，为自己整理几份调查报告。

调查内容：

1. 父母说的哪些话让你觉得不舒服？

2. 有哪些场景会激起你的强烈反应？

3. 你最讨厌别人怎样对待你？

4. 你父母最讨厌怎样的人？

5. 你小时候父母是怎样要求你的？

6. 你认为父母身上有哪些你不能容忍的缺点？

7. 同样的情形，如果换作你，你会怎么做？

8. 你认为自己是怎样的人？

9. 你擅长什么?

10. 你希望过怎样的人生?

调查的原则:只陈述、分析事实,不做价值评估。

你需要尽量准确、客观、细致地描述自己是怎样的人,就像在给自己写传记一样。你要用你自己的标准、自己的语言,而不是习惯性地参考父母的标准。要尽可能避免使用一些贬低的、攻击性的、夸张的、以偏概全的语言。

完成报告的方法:

准备一个笔记本,或建立一个电脑文件夹,像完成一项严肃的工作那样,完成这个调查。

你需要尽可能保持中立的立场,以客观理性的语言,描述你的真实经历。你需要静下心来,仔细回味自己经历的情绪风暴,再用准确的形容词把它描述出来。

你也可以试着跟你熟悉的人,比如兄弟姐妹、丈夫/妻子、成年的孩子聊一聊往事,带着你的问题,征询他们的意见。这样做是为了给自己提供一个新的视角,让你发现以前忽视的盲区。我相信,只要你足够坦诚、友善,就会有新的发现。

当你积累了足够多的具体材料,就可以按照提纲整理出答案。这些回答应该是具体的、简洁的、表达贴切的。你可能需要学习运用更多的形容词,表达真实的情绪感受。这个过程,就是恢复理性的过程,你的耐心、细致、郑重,就是一种理解和接纳的态度。

如何解读报告:

第1条、第2条调查，可以帮助你理解自己的负面情绪，以及你和父母之间冲突的实质。你可能会发现，不是父母说的每句话、做的每件事都令你反感。你只会对某些话反应激烈，对某些事无法释怀。那么，这些语言、行为，就是你们之间真正的隔阂。而你调查事实、整理资料、写出报告的过程，也会让你看问题的角度更富有建设性。

第3条、第4条调查，主要用来解释亲子关系对你人际交往的影响。你会发现生活中真正惹恼你的事情，跟你的父母观念、做法有千丝万缕的联系。

比如你讨厌别人欺骗你，可能是因为小时候父母经常对你隐瞒真相，或者拒绝回应你的好奇心。比如你讨厌粗鲁的态度，可能是因为小时候父母经常打断你的发言，或者武断地替你下结论、贬低你。也有可能在你小时候，父母在你面前厌恶地谈论过某位粗鲁的人。

第5条、第6条调查，能够帮助你在理清父母影响的基础上，看到自己的选择和成长。你会发现，虽然父母的认知、行为模式，你们之间的交往模式在方方面面影响了你，甚至塑造了你。但你不是被动接受的，而是有自己的选择，有自己独特的应对方式，这就是你的成长。你的身上有他们的影子，但你又和他们有很多不同。你是全新的、独特的，你没有完全继承他们。

第7条、第8条、第9条、第10条调查，会帮助你完成重新认识自我。你会越来越清晰地看到自己的坚持，这就是你真实的自我。其实，这个过程就是恢复自爱能力的过程。

爱是看见，不要小看"看见"的能力。所谓成熟自爱的人，不过是能够"看见"自己的内心，真诚接纳自己、喜欢自己的人。

父母照顾我们的生活，供我们上学读书，教导和训练我们，因为他们"看见"了我们这方面的需求，回应了这些需求。

但是，我们某些情绪、愿望、需求就没有被他们"看见"，没有得到我们期待的回应，这就是他们这方面爱的能力不足。我们可以接受他们不够爱我们，或者不能以我们所希望的方式来爱我们。我们接纳他们是不完美的父母，甚至可能是很差的父母。但是没有关系，他是他，我是我，我们拥有各自的人生，快乐和难过都由自己决定，自己定义。

如果说，父母没能在我们生命的早期好好地爱我们，或许，他们在余生里也不大可能亲自弥补这个遗憾，这是不是意味着你不值得爱呢？是不是意味着你再也得不到爱，再也不会好好爱别人了呢？当然不是。

因为，我们可以看见自己，接纳和喜爱这个独特的、有魅力的、不完美的自己。然后，经营好自己的人生，经营好现在的亲密关系。你会发现，你也许错过了一些曾经羡慕的东西，但是也拥有了许多以前从没想象过的东西。你真的很了不起，你值得最好的幸福。

附录: 父母错误的养育方式对孩子成长造成的消极影响

养育方式	主要表现	心理机制	消极影响	极端表现	成熟的应对方式
控制	"有条件的爱"、过度关注、过多干涉、代替孩子做决定	分离焦虑、不安全感、依赖共生、自我实现不足	自卑、胆怯、懦弱、迷信权威、没有主见、缺乏边界感、不独立、谨小慎微、害怕犯错、委屈、情感压抑、迎合他人、渴望被承认、愤怒与叛逆	"妈宝男"、PUA受害者、强迫症、讨好型人格、焦虑、恐惧	淡化权威影响、维护自我边界、为自己而活
溺爱放纵	过度满足、包办代替、放任不管、"无为而治"	父母低能、幼稚、自我实现不足	人格幼稚、功能低下、自我中心、无责任心、不切实际、易受挫折、自私、自大、轻浮、狂妄、不良	反社会人格、自恋型人格、"低能儿"	独立自主、学习成长、客观评价自己、减少自恋

养育方式	主要表现	心理机制	消极影响	极端表现	成熟的应对方式
情感忽视	照顾不周，情感淡漠，拒绝承认、回应、否定、压制、斥责，情绪泛滥、自我中心、男尊女卑	父母低能、空虚冷漠、控制孩子、人格幼稚、角色颠倒	缺乏安全感和幸福感、内心空洞、情感淡漠、自我厌弃、过分迎合他人、自我分裂、强烈逆反、不能自控	反社会人格、述情障碍、表演型人格、讨好型人格、自杀冲动、物质成瘾	自爱、自我整合自我肯定、不回应他人过分要求
暴力虐待	殴打、虐待、辱骂、贬低	控制欲、家长权力	自卑、懦弱、胆怯、绝望、痛苦、依赖、孤僻、不合群、低自尊、无价值感、脾气暴躁、攻击他人、无边界、易受攻击	PUA受害者、暴力受害者、"渣男磁铁"、"渣女磁铁"、自杀冲动、施虐狂	躲避危险、寻求外部援助、自我疗愈、不要以暴制暴

养育方式	主要表现	心理机制	消极影响	极端表现	成熟的应对方式
完美主义	过分挑剔、苛求完美、不接纳、不鼓励、崇拜偶像、过度激励	缺乏自我、物化标准、虚幻目标、成就导向、父母自恋	低自尊、不快乐、苛求细节、不近人情、过度自律、自我虐待、死板、缺乏创造性、自恋、狂妄、自我压抑、渴望承认、愤怒与叛逆	抑郁、狂躁、自恋型人格、"妈宝男"、强迫症、工作狂	找到真实自我、维护自我边界、自我肯定、客观看待成就

后记

伴随着 2020 年第一场瑞雪，这本书的初稿完成了。洁白的雪花从夜空深处飘然洒落，街道两侧的电线杆上，已经挂起庆贺新春的红灯笼。此刻，白日里喧嚣热闹的城市是如此美丽、安宁，就像梦幻中的仙境。

只要你愿意温柔地凝视，这世界的美好从未远离。

写书的这几个月，是我近年来内心最动荡，也是最丰盈的时候。感谢自己，没有回避曾经的困惑、伤痕，而是睁大双眼，敞开怀抱，真诚地拥抱过往，望向我真实的生活。我看到了答案，我拯救了自己，我想把我的收获也献给你——曾经如我一样受过伤的孩子。

后来，我又用了 3 个星期的时间，进行初步的修改、统稿。当我完成这项工作之后，已经是农历的年底。一场突如其来的疫情，正在给我们的生活带来巨大变化。腊月二十九，武汉封城。正月初八，母亲居住的小区封闭，我和儿子回到自己的家中。从那时起，将近 3 个月的时间，我们两个人都生活在一起。我们之间，从来没有这么长时间单独相处过。

刚开始居家避疫的时候，亲友们都担心我们之间会产生矛盾。但是事实却出乎他们的意料，这 3 个月是我们相处最和谐的时期。

通过写作，我意识到自己的问题，真诚地改变自己，从观念到行为，给予他最大的尊重和接纳。我欣喜地看到，我的焦虑一点点消失了，我们相处的方式也发生根本的变化。我曾经担心，现在改变还能不能来得及。事实证明：孩子的心胸比父母想象的更宽广，他们的生命力比父母期望的更强大。我真诚地感谢自己的孩子，他给我的，远远超过我给他的。

这段意料之外的宅家时间，相信也给你的生活带来变化。跟自己的父母朝夕相处，或者跟兄弟姐妹、爱人孩子终日相守，你们之间又发生了哪些事情？你们吵过架吗？有人大发雷霆吗？有人偷偷哭泣吗？有没有人试着坐下来谈谈心，真诚地交流彼此的看法？生命的年轮在增长，你的内心变得更坚强、更成熟了吗？

看不见摸不着的病毒，给我们的生活带来这样翻天覆地的变化。为了找回曾经的安宁，我们付出了巨大的努力。藏在我们心底的伤痛，其实就像感情的病毒，长久地侵蚀着我们的生活，吞噬着我们感受和创造幸福的能力。生命的成长，是一场漫长曲折的旅程。阻碍生命成长的力量，不单来自外部世界，更来自我们内心的困惑——焦虑、迷惘、恐惧、愤怒、怨恨。它们捆住了我们的手脚，让我们举步维艰。为了长大成人，我们挣扎、反抗，想要摆脱这些有形无形的束缚。整个过程，就像是一场无声的战争。

"只有当我们愿意承受打击时，我们才有希望成为自己的主人。"痛苦并不是真正的绝望，对痛苦的回避才是。在伤疤下面，埋藏着生活的真相。人拥有勇敢、诚实、智慧的美德，并不能确保你避免人生的挫折、困苦。但是，真正的强者会在灰烬与血泪中站起来，继续前行。

渐渐地，我们发现，我们无法消灭自己的脆弱，却可以和它成为"朋友"。就像我们无法在生命中抹去父母的存在，但与他们的过往会变成你的"财富"，这取决于你怎么看待。正如卡伦·霍妮所言，"一个人要想真正成长，必须在洞悉自己并坦然接受的同时又有所追求"。

理解自己，接受自己，爱自己，你就会过得更好。我所有的方法也好，技巧也罢，归根结底，就是一句话：爱你自己。你的力量，不是外界凭空注入，它原本就藏在你的生命中。

你和父母的战争何时结束？就在你释怀过往、拥抱生活的现在。

最后，谨以此书献给我的老师——周质慰先生。单纯的善意让世界更美好。

2020 年 4 月 29 日